大展好書　好書大展
品嘗好書　冠群可期

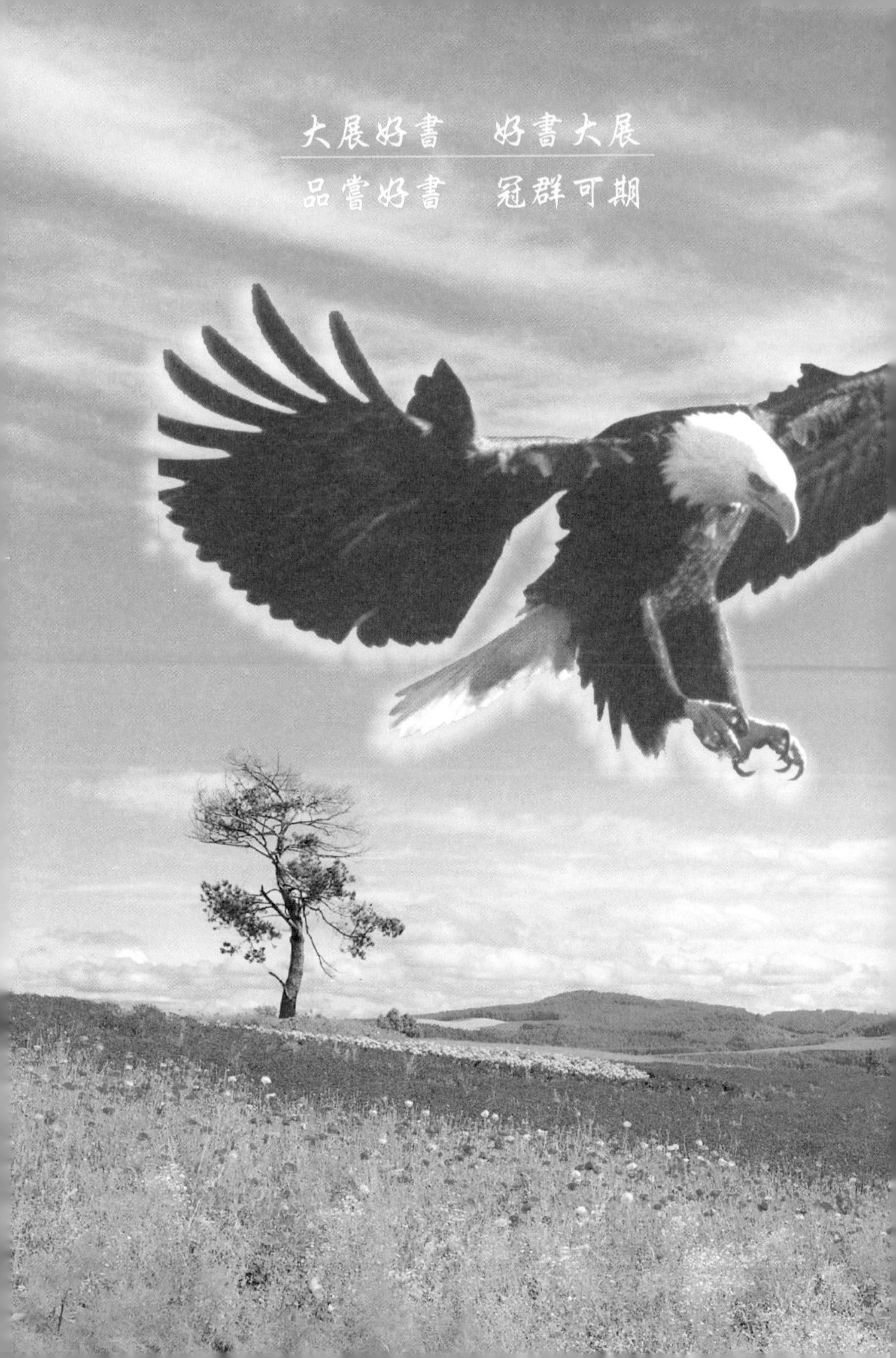
大展好書　好書大展
品嘗好書　冠群可期

休閒保健叢書 3

足部保健按摩術

聞慶漢 主編

品冠文化出版社

主編簡介

聞慶漢　男，一九四六年十二月出生。一九六九年畢業於湖北中醫學院中醫醫療系，畢業後留校任教。

現任中華全國推拿專業委員會委員，湖北省按摩專業委員會副主任委員，湖北省老年醫學研究學會理事，湖北中醫學院針骨系教授、推拿教研室主任、碩士生導師。

從事針灸、推拿專業的教學和臨床工作三十餘年，主要以推拿專業爲主。三十多年來，除擔任中醫學院本科生、專科生的推拿講學以外，還擔任港、澳、台及外國留學生的推拿專業的培訓工作。多次赴香港講學，在國內舉辦過各種推拿培訓班，包括推拿醫療、美容、保健等。與湖北電視台合作舉辦《實用家庭按摩》電視錄影講座，獲全國第二屆電視教學類光州杯三等獎，並被製成電視錄影片由湖北科學技術出版社一九九一年出版發行。

在國家級和省級刊物上先後發表論文數十篇，在《推拿臨證指南》、《中國針灸推拿集成》、《當代中國外治法精要》、《全國高校育人環境研究》等著作中擔任主編與副主編。被《中華推拿療法雜誌》特聘爲首居專家編委。作爲推拿教材編委多次參加全國高等院校推拿教材編寫。

主　編　聞慶漢

副主編　劉再高　何生華　栗曉東　劉清林

編　委　王書勤　甘立學　劉再高
劉清林　何生華　汪新華
陳　萍　聞慶漢　栗曉東
魏巍源

攝　影　高　峰　聞　誼

製　圖　高文強　聞　誼

前　言

按摩醫學是中醫學的重要組成部分，養生保健按摩又是按摩醫學寶庫中的奇珍異寶。從按摩的發展來看，歷史悠久、源遠流長。我國自古就重視養生之道，善用按摩之術以防治疾病，強身健體，防老抗衰，幾千年來醫學家們的不斷實踐和研究，給後人留下了極其豐富的按摩養生保健文獻資料，這是一份極其珍貴的文化遺產，進一步給予整理提高，發揚光大是歷史賦予我們的光榮任務。

按摩是中醫的外治法之一，屬物理療法。在今天，隨著歷史前進，人類社會的不斷進步，物質生活的極大豐富，使人們對於強身健體、延年益壽的願望越來越強烈，發生了重新回歸大自然的呼喊，那些自然之術，返璞歸眞之法備受世人青睞，按摩以其安全、舒適、操作方便、簡便經濟、無毒副作用、效果確鑿而著稱於世：它既能防治疾病，又能養生健身。

此次所編按摩保健叢書四本，分別爲《瘦身保健按摩術》、《顏面美容保健按摩術》、《足部保健按摩術》和《養生保健按摩術》。旨在宣揚按摩之術，益於當今人們所關注的美容保健，減肥瘦身，防治常見疾病，強身健體，緩老抗衰，益壽延年之養生活動。讓傳統按摩術更加深入人心，家喻戶曉；願天下之人健康長壽，青春永駐。

近年來，按摩養生保健之術又有新的發展，其表現是不斷發展的按摩科研所取得的成果，使其更加科學化和現代化。按摩在美容、瘦身、防治疾病、防老抗衰、延年益壽的作用機理的研究已有了可喜的進展。

按摩手法分門別類的使用性明顯增強，按摩使用的新途徑時有湧現，按摩的適應範圍正逐漸擴大，其無毒副作用的優點使一些藥物治療相形見絀。按摩養生保健的市場前途廣闊，按摩現已進入新的歷史發展階段。

本書旨在呼籲人們，在養生保健之時，將目光轉向中國傳統的按摩術，讓這個爲中華民族的繁衍昌盛作出了卓越貢獻的優秀醫術，重振古時雄風，再現蓬勃生機。按摩以其獨特的理論體系，靈巧的操作手法，豐富的防治方法，顯著的臨床效果，安全可靠的施治途徑，科學的養生保健正越來越展示著它無限的生命力。按摩醫學正伴隨著中國傳統醫學的健壯步伐，闊步走向世界。

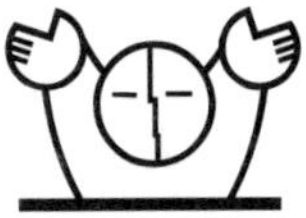

目錄

足部保健按摩基本知識……四三

足部反射區定位及功能……七九

足部按摩的發展簡史

一、足部按摩的起源

足部按摩療法是一種古老而又新奇的治病健身方法，俗稱腳部按摩，腳部推拿等，是操作者運用一定的按摩方法，或借用適當的推拿工具、介質作用於人體足部的病理反射區或足部穴位，以達到疏通經絡、調和氣血、平衡陰陽，從而達到防病治病的一種治療方法，屬於中國醫學中推拿療法的範疇，是中醫外治法的一種。

足部按摩起源於中國，我國的醫療書籍很早就有關於足為生命之本的記載。如《爾雅．釋器疏》中說：「凡物之本，必在底下。」這句話意思是說足在全身位於最底下而對於人體的健康至關重要，故有現在的俗稱「百病從腳起」。

我國中醫經典著作《黃帝內經》詳細地介紹了人體的經絡系統，提出了較為完善的經絡學說，書中介紹了循行至腳的足三陰經和足三陽經，並記錄了大量的足部穴位，如湧泉、復溜、隱白、大敦等，認為它們是與人體保健密切相關的重要穴位。如「湧泉」穴為其後的宋代醫學家陳直所驗證。他編著的《養老奉親學》問世後，得到了當時政府及醫學界的好評。

該書結合老年人的身體特點，提出了老年人經常擦「湧泉」穴可使晚年步履輕便，精神飽滿的養生原則，也為後世補衰等老年病提供了依據。因此，《黃帝內經》的經絡學說為足部保健療法提供了堅實的理論基礎。

其後，中醫古典醫籍之中一直不乏有關足療的記載，如《素女真經》中有「觀趾法」的記載，晉代葛洪《肘後備急方》中提到有「摩足心」的療法，而隋代高僧智凱在《摩河止觀》中記載有「意守足」修身養性法，即「常止心於足，能治一切病」。唐宋以後的《聖濟總錄・神仙導引》中有「以手扳腳梢，閉氣，取太衝之氣」的方法。

此外，足療專著如《華佗秘笈》（現已失傳）就是研究足部按摩的專業書籍，並首次提出了「足心道」這一專業學術名詞。在我國經濟強盛的唐代，它隨鑒真東渡而流傳於日本，成為今天日本「足心道」的歷史見證。

本世紀初，足部按摩傳入了西方國家，並在那裏得到了發展，而我國古代足療作為一種養身保健手段，在今天也得到了相當的發展。

二、足部按摩的發展

足部按摩自唐代流傳到海外，千餘年來，這一療法在美國、西歐、日本、東南亞等地廣為流行。而我國由於封建的裹腳制度而發展緩慢，直到上世紀初，終於出現了足療理論的相關研究。

一九一七年，美籍醫生威廉・菲特滋傑拉德博士在歸納和總結了流傳歐洲的與足療法同一淵源的區域療法的基礎上，結合現代醫學研究，科學地提出了《足部區域療法》（即Zone The Rapy），該書的問世引起了各國醫學界的重視。

其後，美、英、法、德、日、前蘇聯的各國學者也相繼發展了許多有關足反射區域的論著，而最具有代表性的，是美國學者印古哈穆注的《足的故事》一書，該書是她在對「區帶療法」進行了更精細的研究之後作出的對足底反射區反射和投影相關臟器的更進一步描述。同時，對手指的壓力和手法的應用也有進一步的創新。《足的故事》一書的出版無疑為以後的《足反射區療法》奠定了更堅實的基礎。

此後，她的學生，德國人瑪魯卡多女士在進一步收集資料和實踐中出版了著名的專著《足反射療法》，並且確定了足部反射區的對應圖。該書於一九七五年在聯邦德國出版，迄今為止已重複印刷了二十多版共幾十萬冊。而此時的瑞士籍護士瑪薩弗雷特也寫了一本關於足部反射區療法的專著《未來的健康》。這本書影響頗大，已被譯成多國文字。此書已由瑞士籍神父吳若石神父譯成英文，李百齡女士譯成中文，在全國發行。（因此「足反射區健康法」又稱「若石健康法」）

與此同時，東方的足療也在迅速發展，特別是八〇年代初期風靡臺灣。一九八二年，陳茂雄、陳茂松兄弟在臺北也成立了「國際若石健康研究會」，分會遍及幾十個國家及地區。

一九九〇年七月，在日本東京舉行了「若石健康學術研討會」。聯合國世界衛生組織（WTO）執行委員溫貝爾格女士應邀以觀察員的身份出席了會議。她在會上提道：「足部反射區健康法的努力方向與世界衛生組織對健康的廣義概念是一致的」。這句話充分說明了傳統醫學與現代醫學是緊密地結合在一起的。這次大會也充分肯定了足療在醫學領域中應有的地位，對足療事業的發展起到了相應的推動作用。

我國在新中國成立後，特別是在改革開放的近幾十年，足療保健按摩法在我國已受到了前所未有的重視。

一九九〇年十二月二十四日，我國衛生部正式提出：「足部反射區健康法是一種簡便易行、效果顯著、無副作用的防病治病的自我保健方法，尤其是對中老年人的自我保健更具有現實意義。」

總之，足療保健按摩法在衛生部的大力支持下，廣大人民群眾正在逐漸認識到它的優越性。這種療法必將在增強人民身體素質和防治疾病等方面起到積極的作用，並使中國的足療事業進入一個嶄新的發展階段。

三、足部按摩療法的近況與前景

(一)近況與流派

根據目前情況來看，足部按摩法自七〇年代起在美、西歐、日本、香港、東南亞和臺灣廣泛流行。出版物雖然不少，但影響較大的還是前面提到的瑪魯卡多的《足反射療法》和瑪薩福雷特的《未來的健康》兩本書，加之日本廣泛流行的「足

	瑪薩福雷特	瑪魯卡多
分區		分症狀區，關聯區
側重點手法	保健	治療
手法	以食指或中指叩拳頂壓為主要方式	以拇指伸屈突然直立呈九十度角，指腹上端按壓為主要方式
力度	主張越痛越好	主要痛與不痛之間
器械使用	使用	不使用
反射區	腎、輸尿管、膀胱、尿道	腹腔神經叢
病人姿式	坐式	半臥式
反射區	一般全息反射圖即可	人體反射圖嚴謹，縱五條線，橫三條線分區

心道」，可以說基本上有三個流派，或者說是它們三種方式。

讓我們先來看看以下瑪薩福雷特和瑪魯卡多兩種方式的比較：

從上表可以瞭解到，瑪薩福雷特方式是以保健為前提的按摩方法，她主張自我按摩和自我保健，在手法上食指和中指多為彎曲勢，對泌尿系統起到了較好的調節作用。

而瑪魯卡多方式則是以診斷與治療為中心，她對人體反射圖結構要求非常嚴謹，並科學地將人體足部畫為3×5區（即三條橫線和五條縱線）有精密的解剖學方位，而不主張自我按摩或者按摩時使病人太痛。手法以拇指平伸或突然直立九十度壓在足反射區上。該方式偏重於腹部的神經叢，對腹部疾病有著特殊的治療作用。

日本柴氏的「足心道」是根據中國傳統醫學中的「五行學說」和「經絡學說」而創立的，其方法與我國目前的足療方法大致相同，即將六條循行到足的經絡（足三陰經和足三陽經）的穴位按五行歸為「井、滎、輸、經、合」五類，再根據五行的相生、相剋、五行制化的原理取穴治療相應的疾病。

上述三種方式雖然都稱足部療法源於中國，但卻都缺乏中醫學的主要特徵。「足心道」雖然應用了一些三陰三陽經的穴位，但也缺乏中醫基本特徵的重要部分，即：

①中醫學的整體觀；
②臨床治療的辨證論治；

③疾病發作的因素即因時，因地，因人制宜；

④中醫理論中最重要的「臟象論」（即通過經絡的病症可以知道相應臟腑的病變程度）。

為此，我們不能不說對於中國這個有五千多年歷史的國家，我們有理由，更有信心將我國的傳統醫學——足部保健按摩療法發揚光大，為世界醫療保健事業貢獻出自己的一份力量！

（二）前景與展望

隨著足部反射療法在我國的普及，將會有許多醫師獻身於這項事業，因為它簡單易行，更無毒副作用，且療效顯著，因此，在許多大型醫院已有了專業的足療醫師，並且開設了相關科室。

這時一支學術隊伍應運而生，他們不僅注重於臨床治療，更注重於對治病機理的探討。在他們的帶領下足療按摩保健法將逐漸形成一門專業性學科，而大城市醫院則會成為足部保健按摩療法的臨床和科研基地，為我國培養更多的專業人士。

隨著時間的推移，一種更為科學的理論將會更系統的來解釋和指導足部保健按摩療法，在這種理論的指導下，足部保健按摩療法將會開闢出一片廣闊的天地，為人類自我保健和健康開闢出新的途徑。

足部按摩保健的作用原理

一、生物全息論

一九八〇年山東大學教授，我國著名的生物學家張穎清教授在生物泛胚論的基礎上創立了一門新學科——全息生物學，它是生物學的一個重要分支。從全息胚學說的觀點看來，由於在受精卵通過有絲分裂分化為體細胞的過程中，DNA採取了半保留複製，因而使體細胞也獲得了與受精卵相同的一組基因，它也有發育成一個新的機體的潛在能力，這在植物界表現得十分明顯。

例如，切下一塊發了芽的土豆（土豆可看作全息胚）便可以培育出一棵土豆。而全息說則認為每一個全息胚都是機體中一個獨立且完整的功能結構單位，或者說機體是由若干的相對完整而獨立的全息胚組成的。因此根據生物全息論，我們對足部反射區可以這樣理解：是和以上談到的土豆芽一樣，是一個全息胚。

足部反射區和整個機體或其他全息胚都有自己相對應的部位。例如，足部反射區的胃穴對應整體的胃，同時也對應耳中的胃穴。這就是說，每一個全息胚都存在著各自的器官或部位的對應點，我們也因此畫出機體各器官或部位的定位圖譜（圖

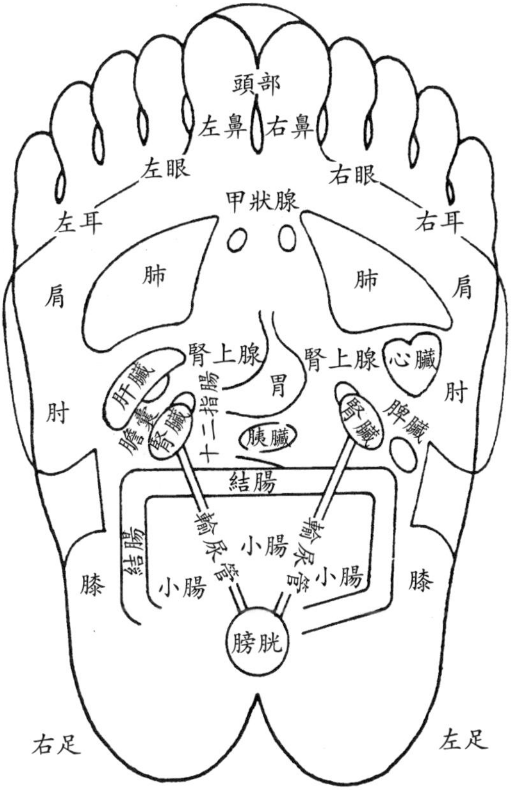

圖 2-1　機體各器官或部位的定位圖譜

2－1），足是個全息胚，足反射療法也是一種生物全息療法。

透過對上述全息胚和全息生物學的相關理論的討論，我們就不難理解為什麼足反射區及穴位和整體各器官存在著對應性，刺激足反射區的穴位為什麼能得到機體各對應部位器官的生理病理資訊。

因此，我們可以透過按摩足部對應的各個器官的反應點來調節和改善各器官系統的功能活動，達到增強體質，提高智力，保健抗衰的功效。

二、神經生物學及血液循環作用

神經調節的基本機制是反射，即機體的應答反應，該反應是透過神經細胞完成的。反射沿著反射弧才得以實現。興奮從感受器順著通道傳達至效應器，從而完成對刺激的應答。

從神經生理學觀點看，強有力的足部反射區可伴隨出現許多生理效應，例如，源於足反射區的疼痛可以激活垂體按摩促腎上腺皮質系統，使腎上腺皮質激素分泌增多。因此，當我們對該區的反射點進行適當的按摩時，就會適當減少該區所對應的腎上腺分泌的過多腎上腺素。

另外，手足上毛細血管分佈廣泛，因此每個人的手掌和足趾都是相當紅潤的，其血管分佈率僅次於口唇。

雙足離心臟最遠，並受地心引力的影響，血液供應少，代謝功能較差，因此代謝廢物易沉積於足底，如鈣鹽、乳酸晶體及尿酸結晶體等等。當人一旦患病時，這種現象更趨於嚴重，這些沉積物阻礙了末梢的血液循環，致使患者四肢不溫，長此以往，不僅影響血液的回流，而且會影響其他器官的功能。

足部按摩可以加快人體血液循環。實驗研究表明，經足部按摩十五分鐘後，男性血流平均速度可由十二・五公分／秒提高到二十九公分／秒。與此同時，腳的表面溫度也有不同程度的升高。

據紅外線測量，在按摩之前，腳尖溫度為20～22℃，腳掌為28℃，按摩十五分鐘後，腳尖溫度為26～28℃，腳掌為34℃；按摩三十分鐘之後，腳尖為34℃，腳掌為37℃，而且測出小腿和手的溫度也升高了。可見，足部按摩能促進局部和全身的血液循環。

通過足部按摩，血液循環加快了，沉積物就會隨血液重回腎臟而隨尿液排出，恢復人體健康。

另外，足部血液循環對全身的血液循環和淋巴循環也有很大影響，能加速毒素的排出，提高機體的免疫機能，提高抗病能力。因此足部按摩，最基本和最重要的任務便是血液循環。

三、調整陰陽平衡

自然界的萬事萬物都符合陰陽平衡的規律，而任何疾病的發生都是人體陰陽失去平衡的結果。病邪作用於人，正氣奮起抗邪，邪正交爭，人體陰陽的相對平衡遭到破壞，氣機升降失常，氣血不調，從而產生一系列的病理變化。

足部按摩療法透過刺激一定的反射區或穴位，產生一定的生物資訊並通過經絡系統或神經傳遞到相應的臟腑、組織或器官，從而促使機體恢復陰陽平衡狀態，達到保健治病的目的。

足部按摩對相關器官可以起到雙向良性調節作用，例如，按摩足三里穴位不僅可以治療便秘，還可以治療腹瀉，或者說按揉足三里穴位可以促進胃腸的蠕動，也可以抑制胃腸的蠕動，直到雙方達到某種相對平衡的狀態。

又如腎陽虛衰，出現尿頻、遺尿、遺精或帶下增多時，我們可按摩足底前部的腎反射區，經過數次按摩後可使症狀明顯消失。可見足部按摩確實具有調整內臟功能，平衡陰陽的作用。

四、經絡學說

經絡是人體運行氣血，溝通表裏，聯繫四肢百骸的系統。經絡與肝、心、脾、肺、腎、心包、大腸、小腸、膽、膀胱、胃、三焦等臟腑直接聯繫，而眼、耳、口、鼻、舌、前後陰等和五臟之間，以及筋、脈、肉、皮、骨等都是通過經絡而密切聯繫。故《靈樞、經脈》中有「經脈者所以決死生，處百病，調虛實，不可不通」之說，由於經絡系統內屬於臟腑，外達於肢節，故一條經絡發生病變，即可表現為相應的經絡或內臟的病症。

在人體十二經脈中有六條經脈起止於足部，即足三陰經和足三陽經（圖2—2），三條陰經是足太陰脾經，足厥陰肝經，足少陰腎經；三條陽經是足陽明胃經，足少陽膽經，足太陽膀胱經（圖2—3）。奇經八脈中陽維脈、陽蹺脈止於足部，陰維脈、陰蹺脈起於足部（圖2—4）。

這些經脈分別經過頭顱部、胸腹部、腰部而到達足部，加強了足部和全身各部位的聯繫，所以，各器官組織發生病理變化時能反映於足部。

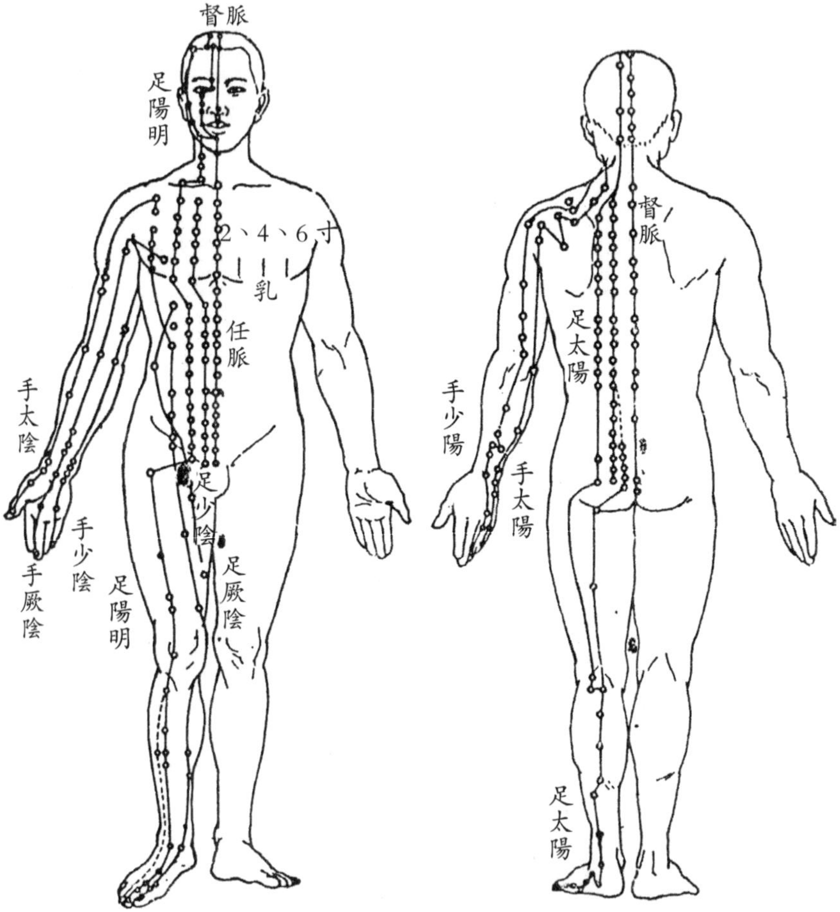

十四經分布概況（正面）　　十四經分布概況（背面）

圖 2-2

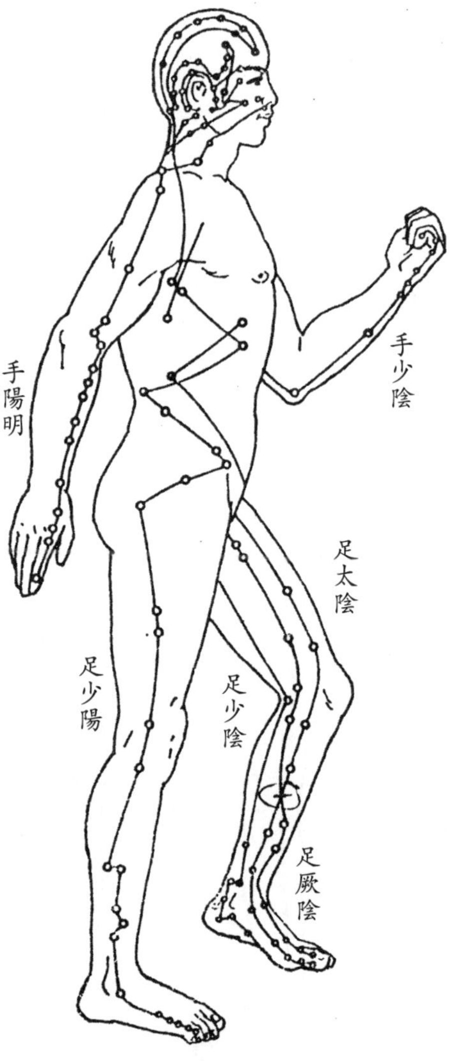

十四經分布概況（側面）

圖 2-3-1

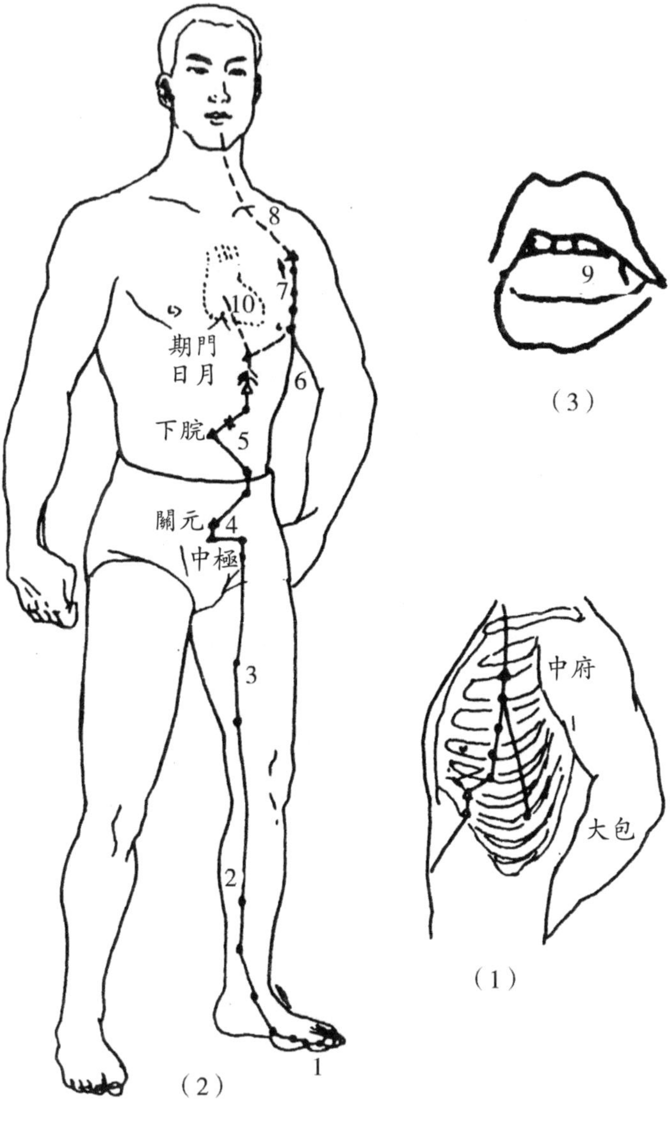

圖 2-3-2　足太陰脾經循環示意圖

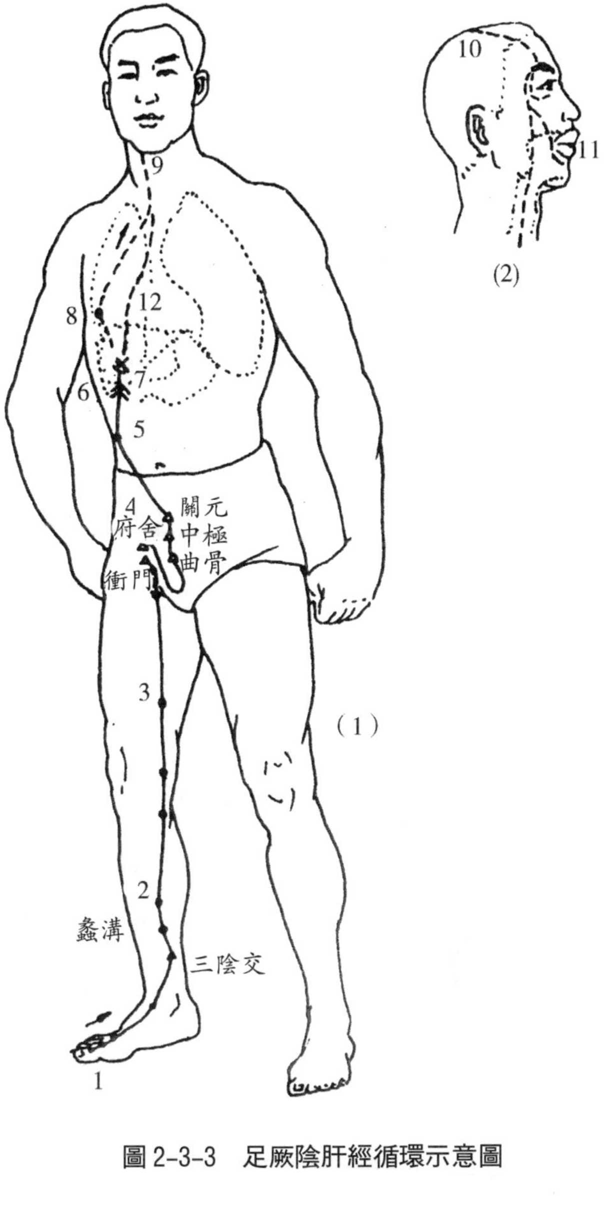

圖 2-3-3　足厥陰肝經循環示意圖

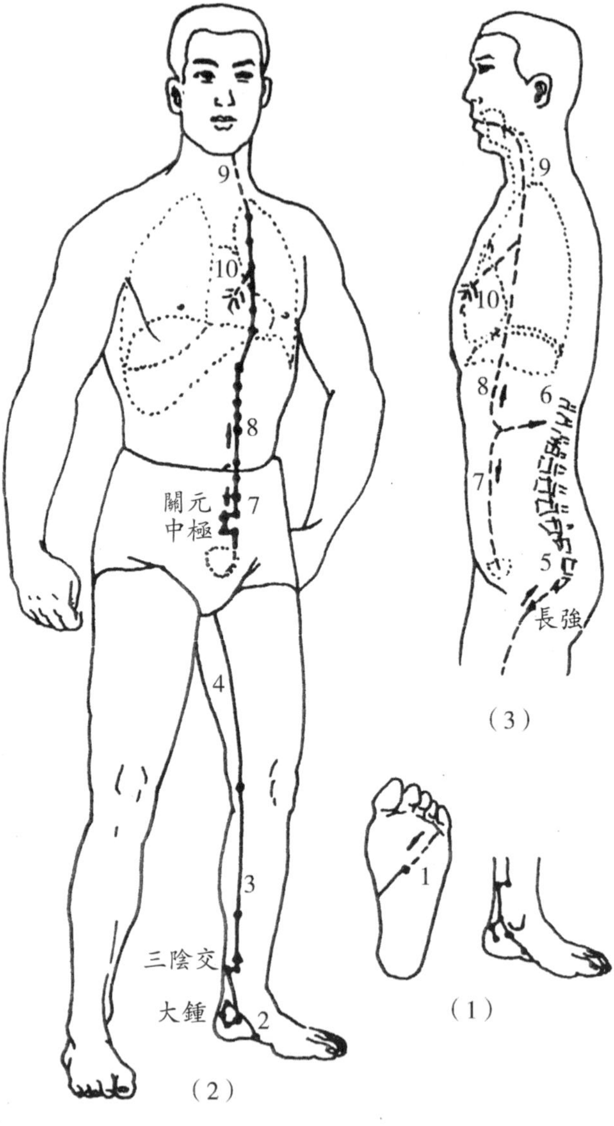

圖 2-3-4 足少陰腎經循環示意圖

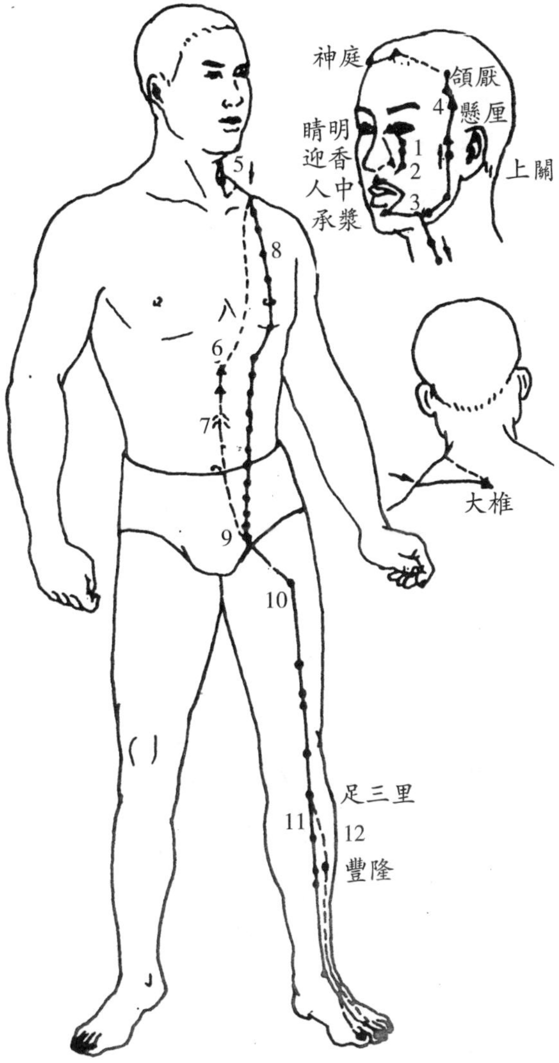

圖 2-3-5　足陽明胃經循環示意圖

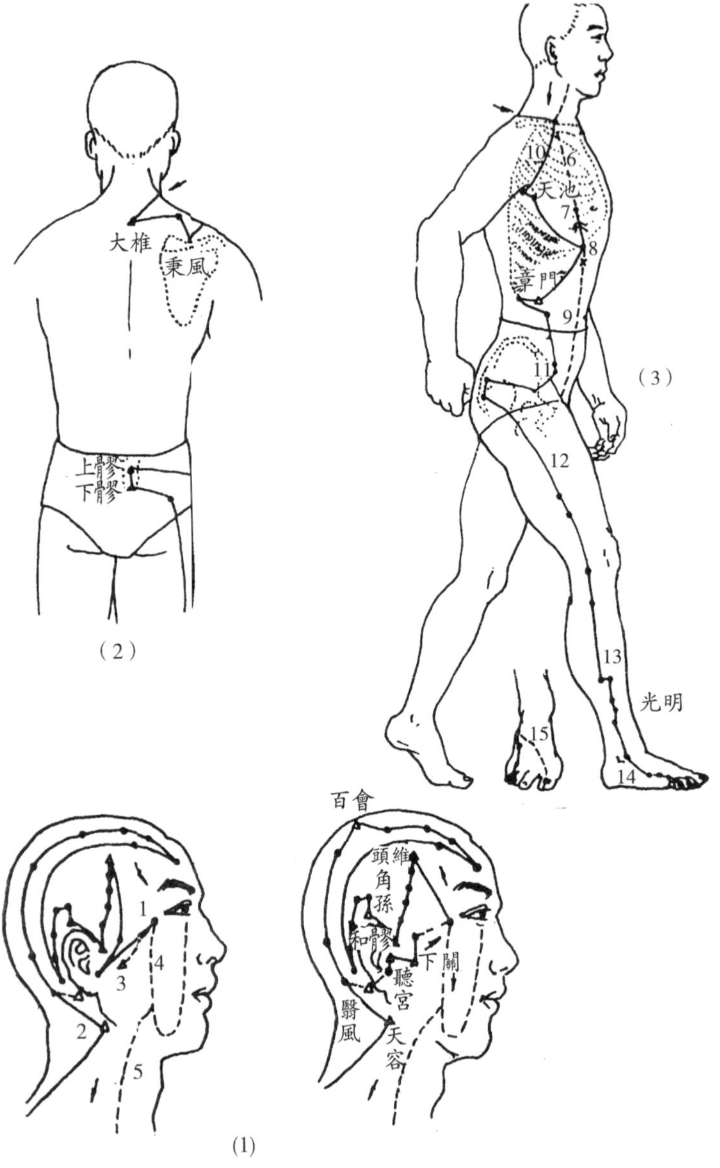

圖 2-3-6　足少陽膽經循行示意圖

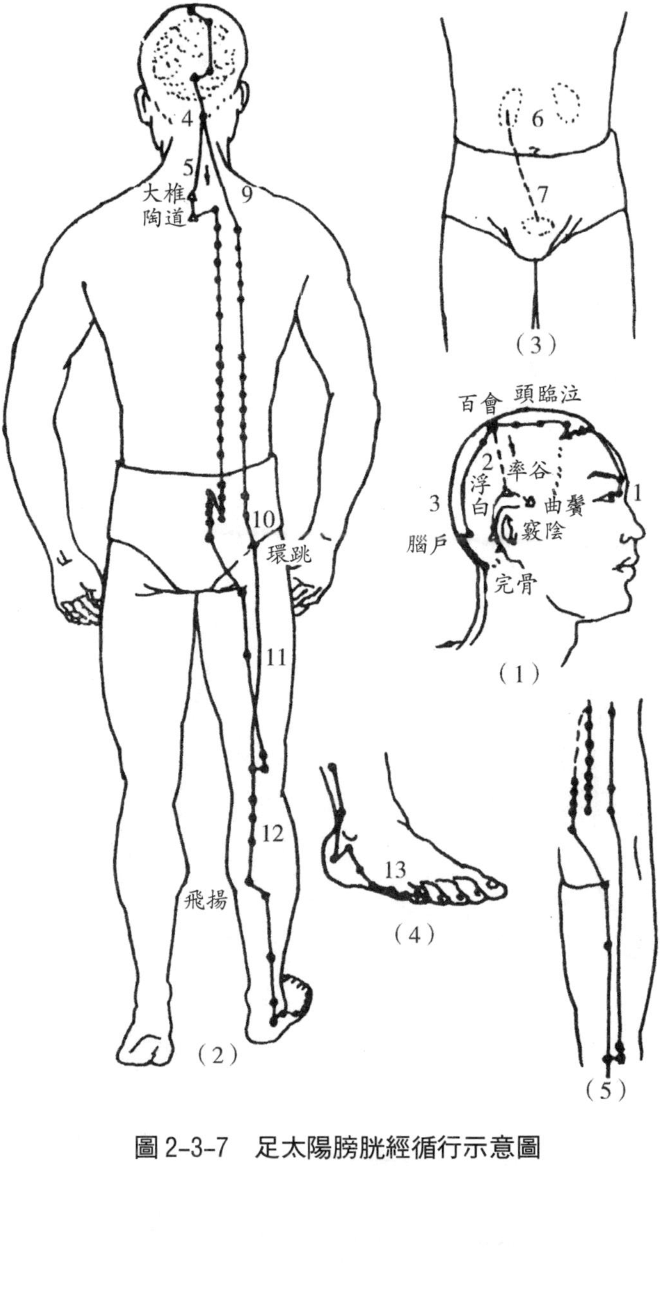

圖 2-3-7　足太陽膀胱經循行示意圖

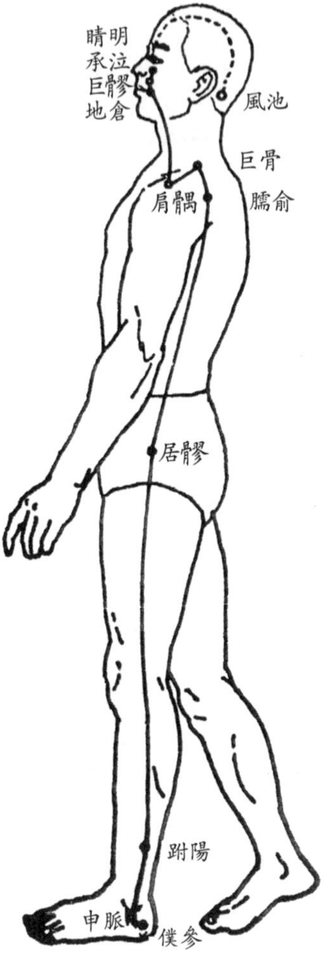

陽蹻脈循行圖

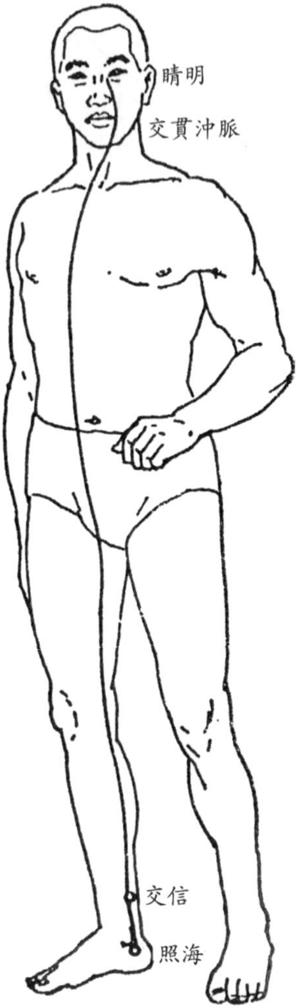

陰蹻脈循行圖

圖 2-4-1

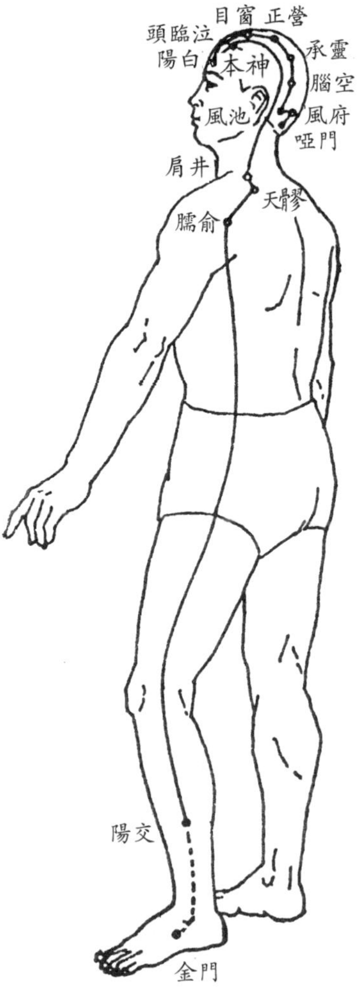

陽維脈循行圖

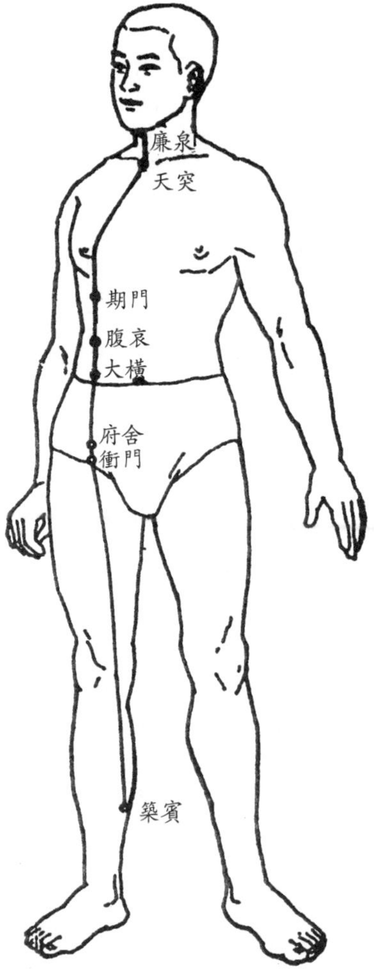

陰維脈循行圖

圖 2-4-2

根據經絡學說的雙向調節作用和近治、遠治作用，就可以直接通過在足部施術來治療相應臟腑的病症。

此外，古人認為，人有四根，即「鼻根、苗竅之根；乳根，宗氣之根；耳根，神機之根；腳根，精氣之根」，說明鼻、耳、乳僅是人體精氣的三個凝集點，而腳才是精氣的總集合點。因此，根據經絡理論，在腧穴上運用推拿手法，也可調節整條經絡。

總之，中國醫學認為，只有依靠經絡聯繫，依賴經氣之灌注，人體的臟腑、器官、組織才能形成一個統一的整體。人體之所以能夠維持正常的生理活動，疾病之所以發生，無一不與經絡的循行，經氣盛衰息息相關，足部有十條經脈在此或起或終，而在這十條經脈中的足部又是人體腧穴中分佈最為密集的區域之一（總計七十六個，約佔人體腧穴總數的三分之一）。因此，以經絡學說的理論指導足療的實踐與發展，其臨床效果是十分顯著的。

五、足部保健按摩的其他作用原理

(一)內源性藥物的相關原理

近來，國內外有關醫學科研資料證明，氣功、針灸、按摩、紅外線輻射、脈衝以及核磁共振等物理能量釋放法均可使人體透過運動調節，漸漸使經氣有序化，也就是說，在人體進入高水準平衡狀態時，身體內部就會產生某些特殊性能的「物質」，如微粒子流、電、磁等多種「內源性藥物因子」。這些「物質」即是對人體祛病強身最有效、最有益的東西。

由於人在得病後，常對症下藥進行治療，而這些藥品不論是天然的或是合成的，都屬於「外源性的」，因此，這些藥物或多或少對人體都存在著毒副作用。而由按摩等方法產生的「內源性藥物因子」是高分子形式，有益無害。

(二)對免疫系統的調節

足部按摩可調節各分泌腺的激素分泌，使之進入身體各個部位特定的靶器官，起到調節全身機能的作用。尤其是對淋巴腺反射區按摩，可增加血液中的白細胞並提高吞噬細胞的活性，激活T淋巴細胞以及B淋巴細胞的免疫功能。其作用可由下表示出來。

按摩足部——網狀內皮細胞活躍——巨噬細胞——吞噬致病因子（抗原）——細胞免疫、體液免疫。

(三)其他生理反應原理介紹

當今科學技術飛速發展，對足部保健按摩療法的原理也越來越多。因此，除以上幾個主要原理外，還有很多種說法，例如「信息調整學」，「電生理效應學說」，「清除超氧自由基」，「量子物理說」等等，但有一點是非常明確的，那就是對足部一定部位實施按摩，確實可以達到保健養生，治療疾病的目的。

總之，足療的治病原理不論是前面介紹的全息論以及神經和血液系統的調節，它們都是息息相關的。我們作為當代醫學工作者，沒有理由不將我國的傳統醫學——足療發揚光大，為現代醫學事業貢獻自己的一份力量。

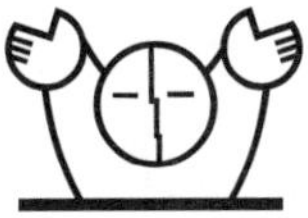

足部保健按摩基本知識

一、手法操作的基本要求

手法操作的基本要求是：持久、有力、均勻、柔和、深透，從而達到治療保健目的。

⑴持久：是指術者在操作過程中，能夠嚴格按照技術要領和操作規範持續運用，在一定的時間內不走樣，保持動作、力度的一致性。

⑵有力：指在操作過程中須有一定的力度，使之產生相應的刺激量。但有力並不是單純力氣大，應結合患者耐受程度、施術部位、病證性質及患者體質而變化。

⑶均勻：指在操作過程中，動作幅度大小，速度快慢，力度輕重，必須保持相對一致，幅度不能忽大忽小，速度不可忽快忽慢，用力不能時輕時重，既做到均勻，又要有一定的節奏感。

⑷柔和：指在操作過程中，動作柔和，自然協調，不生硬粗暴，做到手法輕而不浮，重而不滯。

⑸深透：操作過程中，要求手法刺激達到作用部位的深層，而不僅限於體表。

以上幾個要求密切相關，相輔相成。做到這幾點，才能使患者感到舒適，從而達到較為理想的治療效果。

二、足部保健按摩基本手法

（一）單食指指間關節點揉法

【動作要領】：操作者的中指、無名指、小指彎曲呈握拳狀，食指第一、二指間關節屈曲九十度，拇指指端按壓在食指末節指骨橈側。

【施術部位】：足底反射區。

【功效作用】：改善微循環，促進氣血運行，加速代謝產物的清除。

【注意事項】：用力要柔和，不可用蠻勁，點按揉時力量要均勻，由輕至重，以患者能耐受為度，滑行移動時要穩，不可漂浮。操作時要防止指間關節著力點損傷破皮。（圖3—1）

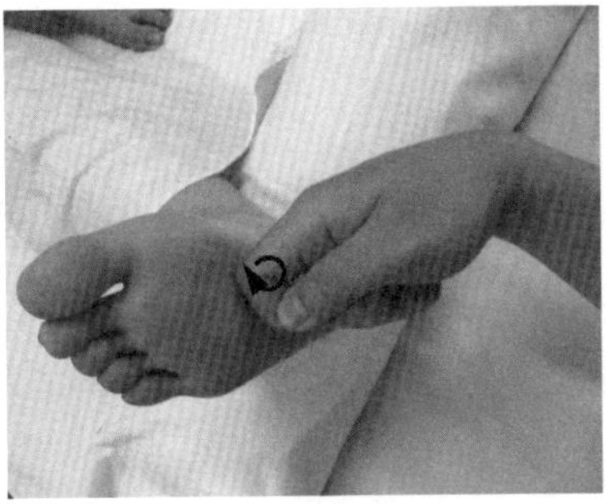

圖 3-1

(二)雙指間關節點摩法

【動作要領】：操作者的無名指、小指彎曲呈握拳狀，食指、中指第一、二指間關節屈曲九十度，拇指指端尺側按壓在食指、中指末節指背側。可以旋轉、移行，速度要均勻，每分鐘六十次左右。

【施術部位】：足底、足內側、足背反射區。

【功效作用】：改善微循環，促進氣血運行，加速代謝產物的清除。

【注意事項】：雙指可以同時操作兩個全息反射區，用力要柔和，不可用蠻勁，點按揉時力量要均勻，由輕至重，以患者能耐受為度，滑行移動時要穩，不可漂浮。操作時要防止指間關節著力點損傷破皮。（圖3－2）

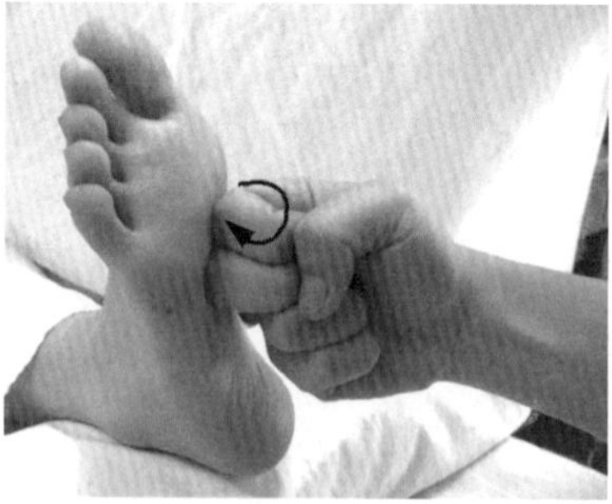

圖 3-2

(三)拳指間關節點摩法

【動作要領】：操作者的四指彎曲呈握拳狀，四指間關節屈曲九十度，拇指指端尺側按壓在食指、中指末節指背側，握緊。操作時可以旋轉、上下、左右移行，速度要均勻，每分鐘六十次左右。

【施術部位】：足底反射區。

【功效作用】：改善微循環，促進氣血運行，加速代謝產物的清除，調整反射區所對應臟腑功能活動。

【注意事項】：拳可以同時操作幾個反射區，用力要柔和，不可用蠻勁，點按揉時力量要均勻，由輕至重，以患者能耐受為度，滑行移動時要穩，不可漂浮。操作時要防止指間關節著力點損傷破皮。（圖3－3）

(四)大拇指指間關節點刮法

【動作要領】：操作者的食指、中指、無名指、小指自然彎曲握足，大拇指指間關節屈曲九十度，即用此拇指指間關節著力於施術部位，在足五趾肚面進行來回點按刮動。頻率每分鐘五十次。

【施術部位】：足趾反射區。

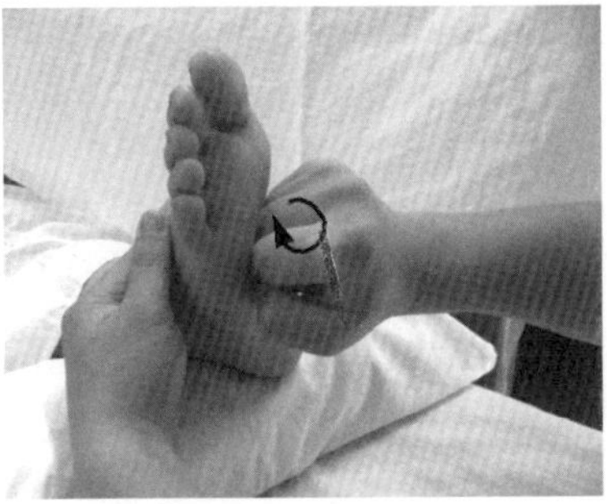

圖 3-3

【功效作用】：改善微循環，促進氣血運行，加速代謝產物的清除，具有醒腦開竅，改善大腦供血供氧的功能。

【注意事項】：用力要柔和，不可用蠻勁，刮動時力量要均勻，由輕至重操作時要防止刮傷指間關節的皮膚。（圖3－4）

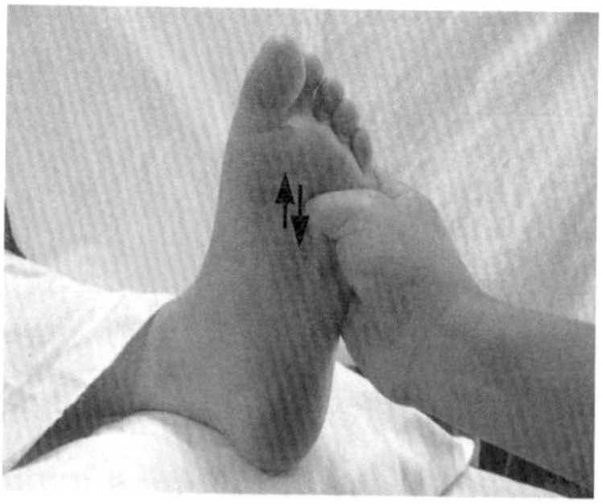

圖3-4

（五）拇指羅紋面推法

【動作要領】：操作者的食指、中指、無名指、小指自然彎曲握足，大拇指關節伸直，即用拇指羅紋面著力於施術部位，在足部反射區進行上下或左右推擦。力度均勻，頻率每分鐘六十次。

【施術部位】：整足反射區。

【功效作用】：改善微循環，促進氣血運行，加速代謝產物的清除，具有疏暢氣機，改善臟腑的功能。

【注意事項】：推擦時力量要均勻、柔和，不可用蠻勁，操作時要防止擦傷患

者皮膚。（圖3—5）

（六）大魚際推法

【動作要領】：操作者的大拇指、食指、中指、無名指、小指自然伸直，即用大魚際面著力於施術部位，在足底、足背反射區進行上下或左右推擦。力度均勻，頻率每分鐘六十次。

【施術部位】：足底、足背反射區。

【功效作用】：改善微循環，促進氣血運行，加速代謝產物的清除，具有疏暢氣機，改善臟腑的功能。

【注意事項】：推擦時力量要均勻、柔和，不可用蠻勁，操作時要防止擦傷患者皮膚。（圖3—6）

（七）小魚際推法

【動作要領】：操作者的大拇指、食指、中指、

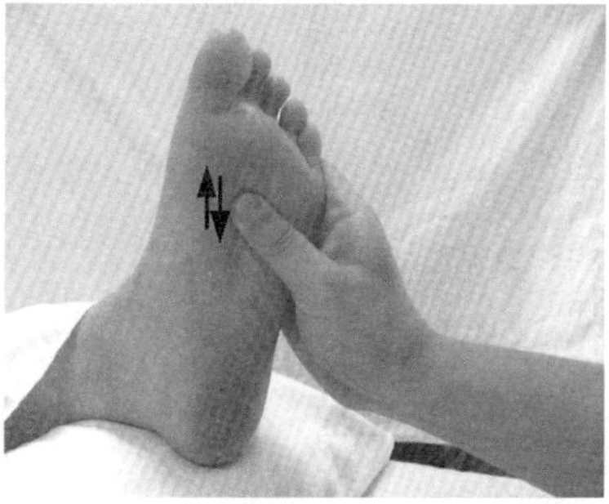

圖 3-5

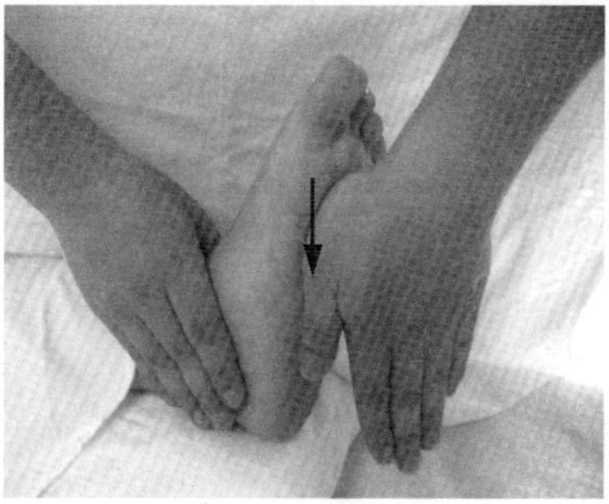

圖 3-6

無名指、小指自然伸直，即用小魚際面著力於施術部位，在足底、足背反射區進行上下或左右推擦。力度均勻，頻率每分鐘六十次。

【施術部位】：足底、足背反射區。

【功效作用】：改善微循環，促進氣血運行，加速代謝產物的清除，具有疏暢氣機，改善臟腑的功能。

【注意事項】：推擦時力量要均勻、柔和，不可用蠻勁，操作時要防止擦傷患者皮膚。（圖3－7）

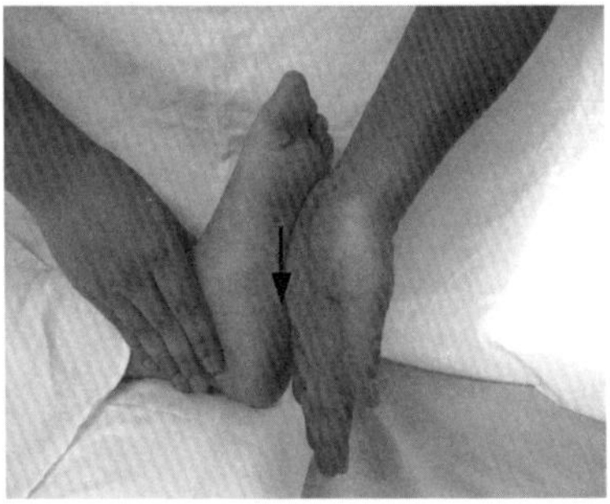

圖 3-7

（八）掌推法

【動作要領】：操作者的大拇指、食指、中指、無名指、小指自然伸直，即用整個手掌面著力於施術部位，在足底、足背全息反射區進行上下或左右推擦。力度均勻，頻率每分鐘六十次。

【施術部位】：足底、足背反射區。

【功效作用】：改善微循環，促進氣血運行，加速代謝產物的清除，具有疏暢氣機，改善臟腑的功能。

【注意事項】：推擦時力量要均勻、柔和，不可用蠻勁，操作時要防止擦傷患者皮膚。（圖3—8）

（九）刨推法

【動作要領】：操作者的大拇指、食指自然分開，即用虎口著力於施術部位，在小腿部反射區進行上下或左右推擦。力度均勻，頻率每分鐘六十次。

【施術部位】：小腿部反射區。

【功效作用】：促進氣血運行，具有疏暢氣機，消除疲勞，改善臟腑的功能。

【注意事項】：推擦時力量要均勻、柔和，操作時要防止擦傷患者皮膚。（圖3—9）

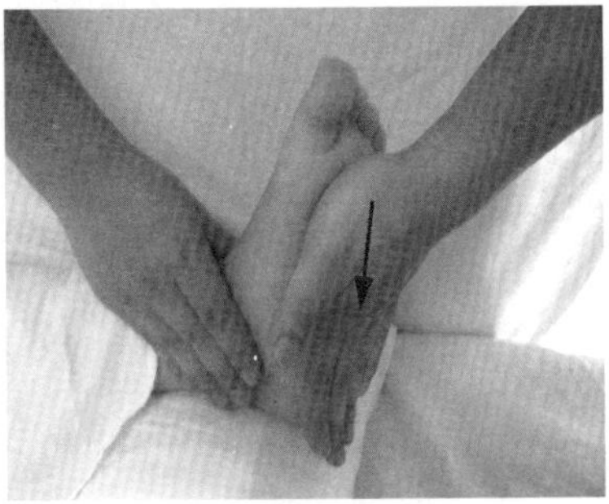

圖 3–8

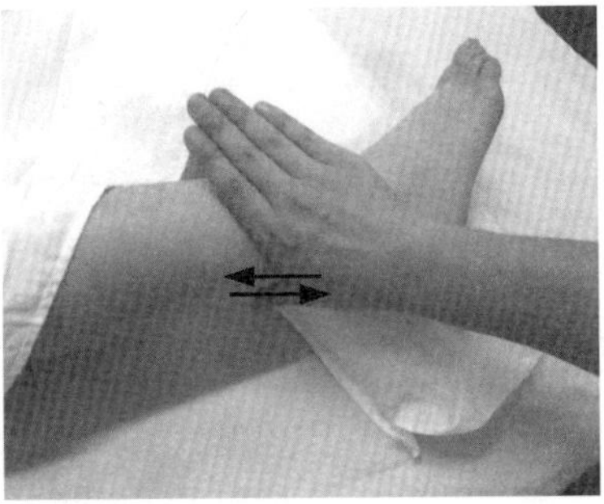

圖 3–9

(十)分推法

【動作要領】：操作者的五指自然伸直分開，即用大魚際面、或大拇指羅紋面、或手掌著力於施術部位，在足底、足背、小腿部反射區進行分推。力度均勻，頻率每分鐘六十次。

【施術部位】：足底、足背、小腿部反射區。

【功效作用】：改善微循環，促進氣血運行，加速代謝產物的清除，具有疏暢氣機，改善臟腑的功能。

【注意事項】：推擦時力量要均勻、柔和。(圖3—10)

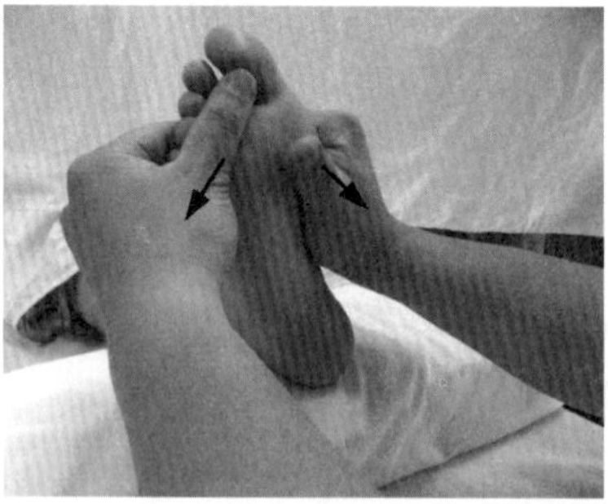

圖 3-10

(十一)掌指關節滾擦法

【動作要領】：操作者的五指自然握拳，用拳四指、及掌指間關節背、拳背滾動摩擦足底，由上向下或由下向上挑摩滾動。力度要均勻，頻率每分鐘六十次。

【施術部位】：足底部反射區。

【功效作用】：改善末端微循環，促進氣血運行，加速代謝的產物的清除。

【注意事項】：滾動時力量要均勻、柔和，擦的力量不能過大，以防擦傷指間關節。（圖3—11）

（十二）掌揉法

【動作要領】：操作者的五指自然伸直，即用整個手掌面著力於施術部位，腕關節放鬆，前臂帶動手掌作環行揉動。在足底、足背、小腿部反射區進行上下或左右揉動，力度均勻，頻率每分鐘一百次。

【施術部位】：足底、足背反射區。

【功效作用】：改善微循環，促進氣血運行，加速代謝產物的清除。

【注意事項】：掌揉動時腕部要放鬆，力量要均勻、柔和。（圖3—12）

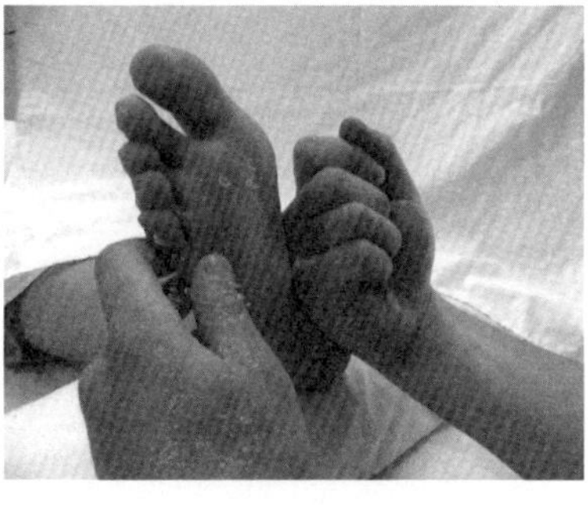

圖 3-11

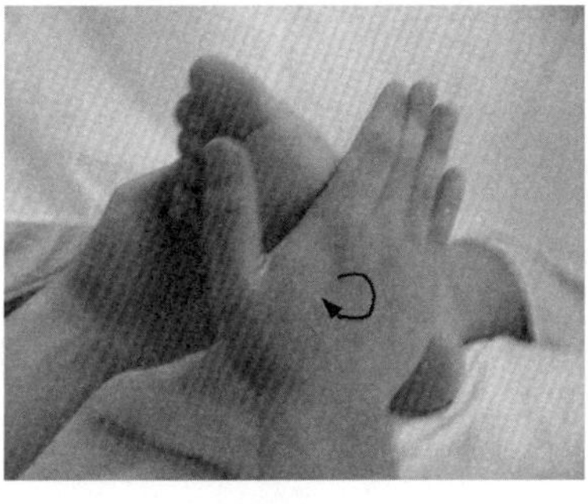

圖 3-12

（十三）大魚際揉法

【動作要領】：操作者的五指自然伸直分開，用大小魚際面著力於施術部位，腕關節放鬆，前臂帶動大魚際在足背反射區作環行揉動。力度均勻，頻率每分鐘一百次。

【施術部位】：足背反射區。

【功效作用】：改善微循環，疏暢氣機。

【注意事項】：大魚際揉動時腕關節要放鬆，力量要均勻、柔和。（圖3—13）

（十四）指揉法

【動作要領】：操作者的大拇指、食指、中指、無名指、小指自然伸直，腕關節放鬆，前臂帶動腕部，用大拇指羅紋面在足部反射區揉動，或用食、中、無名指

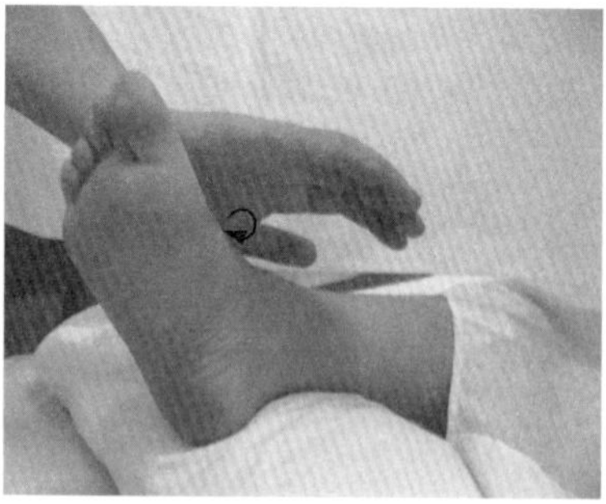

圖 3–13

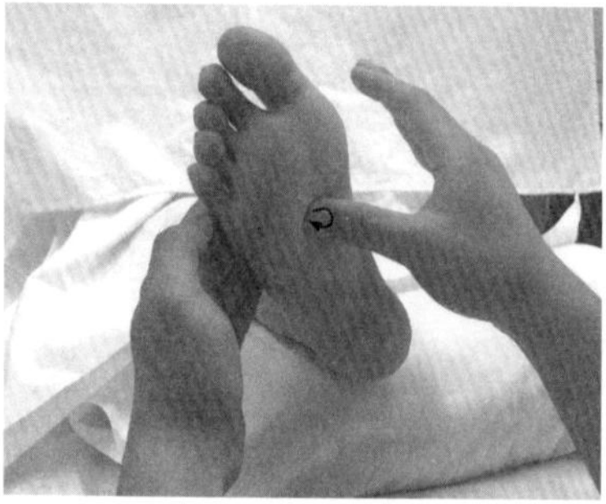

圖 3–14

三指指端著力足部揉動。力度均勻，頻率每分鐘一百次。

【施術部位】：整足反射區。

【功效作用】：改善微循環，促進氣血運行，疏暢氣機，改善臟腑功能。

【注意事項】：指揉時力量要均勻、柔和，不可壓力太大。（圖3—14）

（十五）運　法

【動作要領】：操作者用指的羅紋面在足部反射區作環行或弧形推動。力量要均勻，頻率每分鐘八十次。

【施術部位】：足部反射區。

【功效作用】：促進氣血運行，改善臟腑功能。

【注意事項】：手法宜輕不宜重，宜緩不宜急，力量要均勻、柔和，不可壓力太大。（圖3—15）

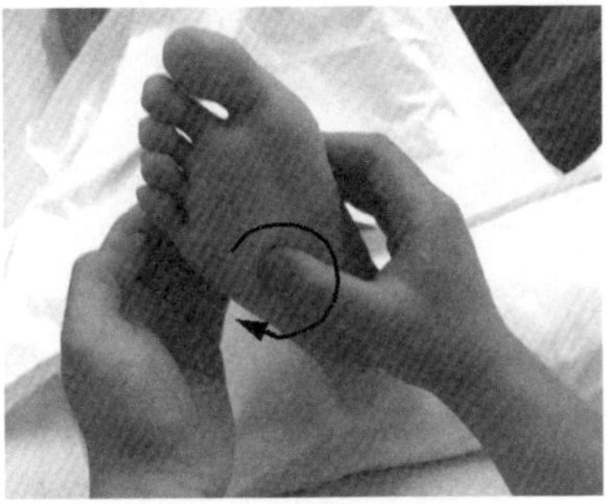

圖 3-15-1

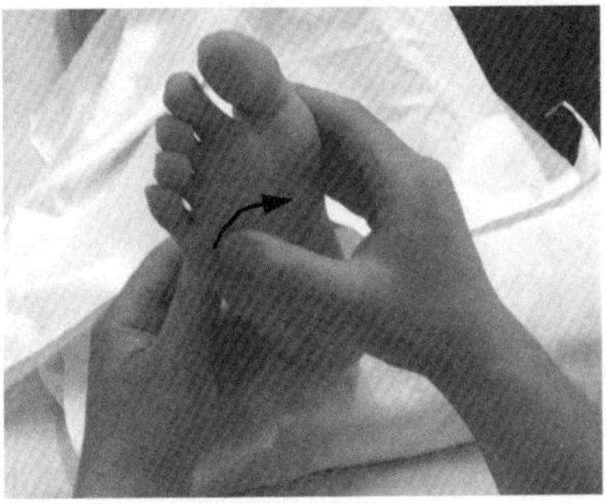

圖 3-15-2

（十六）擦　法

【動作要領】：用指、掌貼附於足部一定治療部位，作直線來回摩擦運動，腕關節要伸直，稍加用力，使治療部位產生一定的熱量，用小魚際著力摩擦叫小魚際擦法；用大魚際著力擦叫大魚際擦法；用掌著力摩擦叫掌擦法。力量要均勻，頻率每分鐘六十次。

【施術部位】：足部反射區。

【功效作用】：促進氣血運行，加強代謝廢物的排除，改善臟腑功能。

【注意事項】：手法宜輕不宜重，宜緩不宜急，不可壓力太大，擦傷皮膚。（圖3－16）

（十七）刮　法

【動作要領】：用食指或中指尺側面自上而下，從

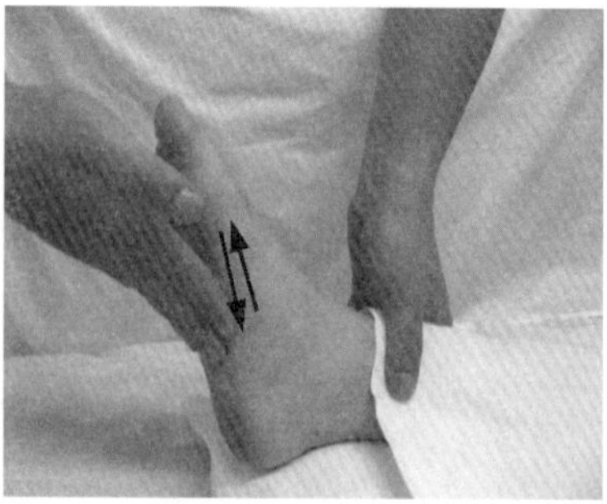

圖 3-16-1

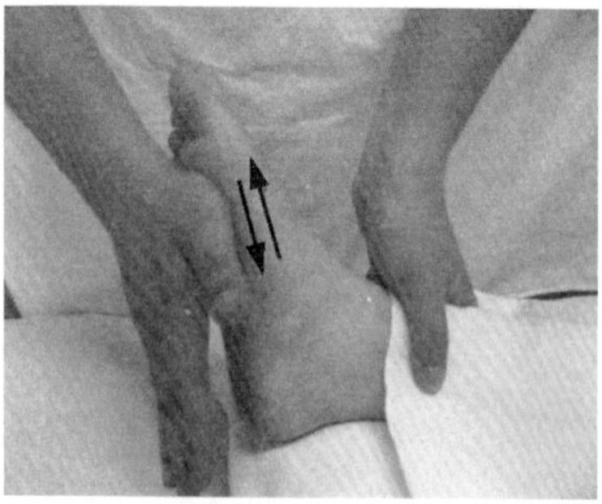

圖 3-16-2

內向外，作直線刮拭，力量要稍輕，施力要均勻，頻率每分鐘六十次。

【施術部位】：十個足指指背、指面、指側、以及甲狀旁腺等反射區。

【功效作用】：開竅醒神，行氣止痛，促進內分泌。

【注意事項】：趾部對疼痛較敏感，手法宜輕不宜重，宜緩不宜急，不可壓力太大，刮傷皮膚。（圖3－17）

（十八）搓　法

【動作要領】：用兩手掌面著力於足的兩側相對用力，作方向相反的快速搓揉、搓轉或搓摩運動，並同時作上下往返移動。力量要均勻，頻率每分鐘一百次。

【施術部位】：足的兩側反射區。

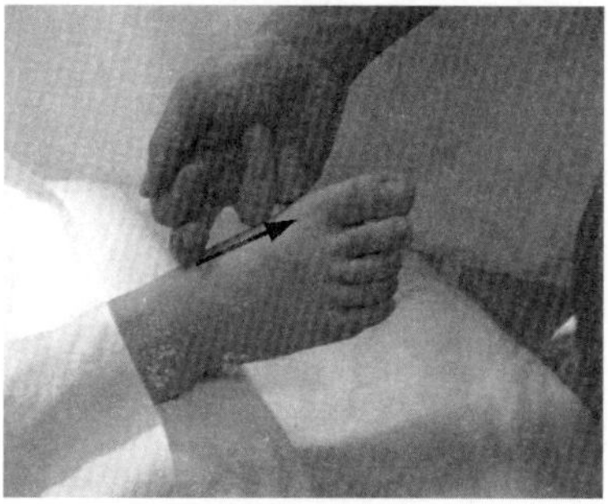

圖 3-17-1

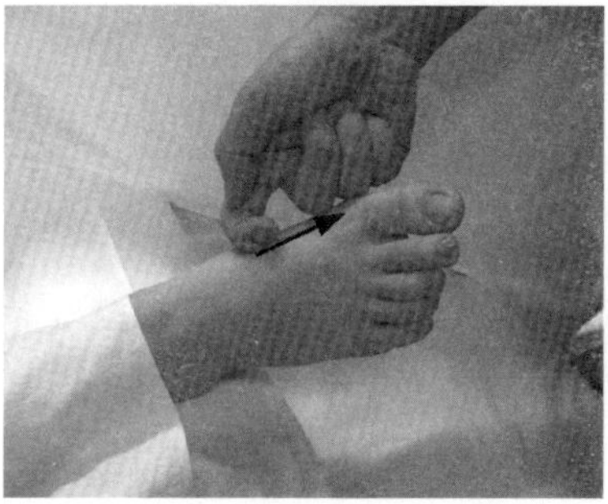

圖 3-17-2

動。

【功效作用】：行氣止痛，改善四肢關節功能活動。

【注意事項】：搓揉、搓轉或搓摩運動要快，移動要慢，動作要靈活，治療部位不宜夾得太緊。（圖3－18）

（十九）撥　法

【動作要領】：用拇指端深按於足部治療部位，並著力按而撥動之，稱指撥法、撥絡法。一般沿著肌纖維或肌腱或韌帶或經絡方向作垂直方向快速來回撥動，並同時作上下移動。向下壓力不可太重。

【施術部位】：足背部反射區。

【功效作用】：解痙止痛，舒經活絡。

【注意事項】：撥法撥動要快，移動要慢，動作要靈活，壓力不可過重。（圖3－19）

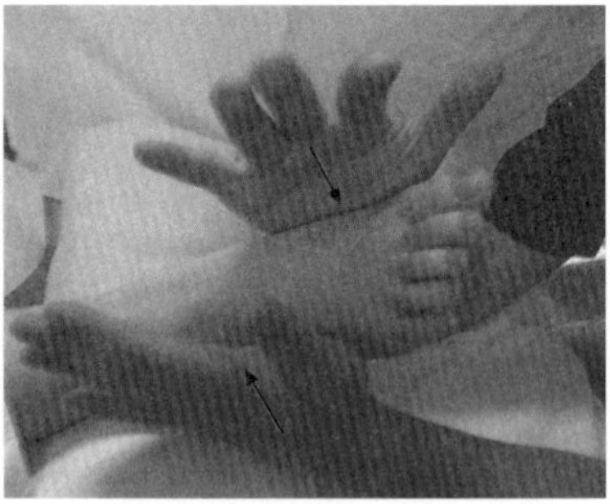

圖 3-18

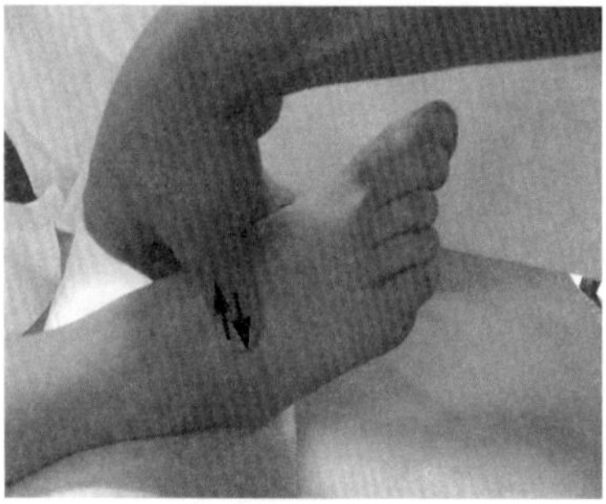

圖 3-19

（二十）掐　法

【動作要領】：用拇指、食指或中指的指端，或拇指與中指相對用力，重掐取足部反射區，或沿著經絡掐按，而不能用力過猛、過重傷著筋骨，並同時作上下往返掐按移動。力量要均勻、柔和。

【施術部位】：足底、足背反射區。

【功效作用】：行氣止痛，解除痙攣，改善神經、血管的緊張度。

【注意事項】：掐法不可用力太重，指甲一定要修整，以防損傷足部皮膚。

（圖3—20）

（二十一）擠　法

【動作要領】：用兩手指或兩手掌在足部相對用力，擠而捏之，擠而合之，作一緊一鬆地擠捏足部皮肉，擠捏後局部呈現紫紅色，而不能用力過重傷著筋骨，並同時作上下往返擠捏移動。力量要均勻、柔

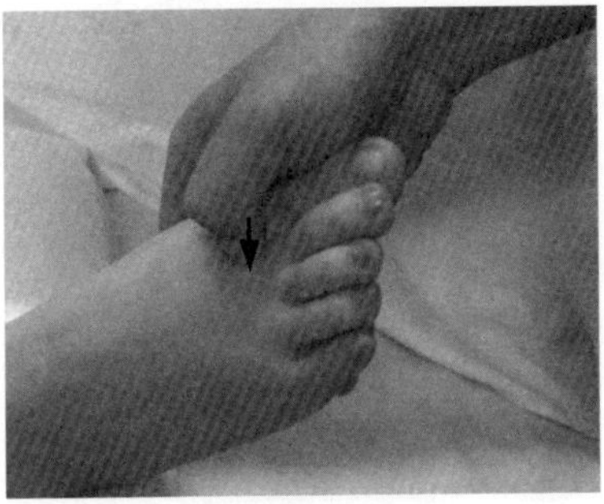

圖3-20

和。

【施術部位】：足底、足背反射區。

【功效作用】：改善神經、血管的緊張度，行氣活血，改善足部微循環，加速清除體內有毒物質。

【注意事項】：擠法不可用力太重，以防擠傷足部筋骨。（圖3—21）

（二十二）拳頂法

【動作要領】：拳頂法是用拳背抵按頂壓足底，同時拳要旋轉摩擦和滾動。力量要均勻、柔和。

【施術部位】：足底反射區。

【功效作用】：行氣止痛，解除痙攣，改善神經、血管的緊張度，調節內分泌功能活動。

【注意事項】：拳頂法不可用力太重，摩擦不可太快，以防損傷足部皮膚。（圖3—22）

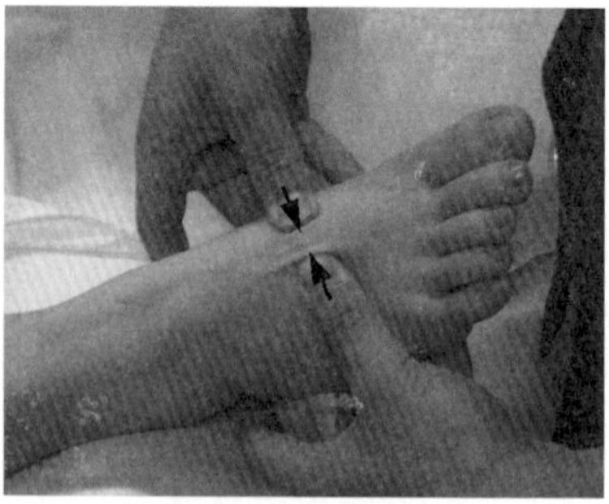

圖 3-21

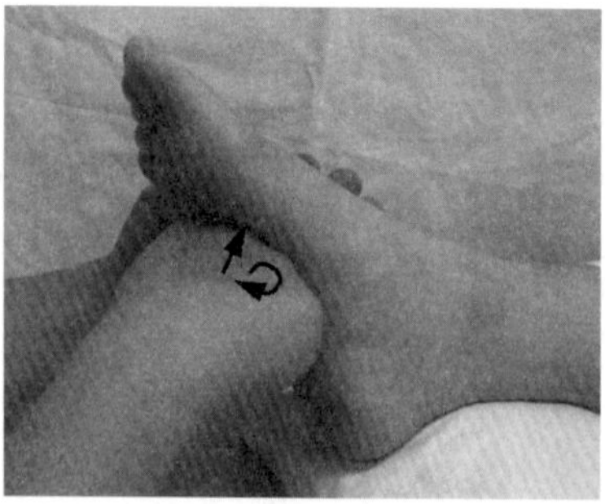

圖 3-22

(二十三)捏拿法

【動作要領】：用拇指與食指和中指或無名指的指端相對用力，捏拿足趾根部或足外緣，一捏一放，反覆進行，循序移動。不能用力過重，力量要均勻、柔和。

【施術部位】：足趾、足緣、小腿肚反射區。

【功效作用】：行氣止痛，解除痙攣，改善神經、血管的緊張度。

【注意事項】：捏拿法不可用力太重，指甲一定要修整，以防損傷足部皮膚。

（圖3—23）

(二十四)擰　法

【動作要領】：用屈曲食指與中指，張開呈鉗狀，夾住足趾，做反覆左右旋轉扭捏動作；然後夾住足趾向外提，而後鬆開手指，如此一拉一放，至皮膚微紅為度，不可夾破皮膚。

【施術部位】：足趾反射區。

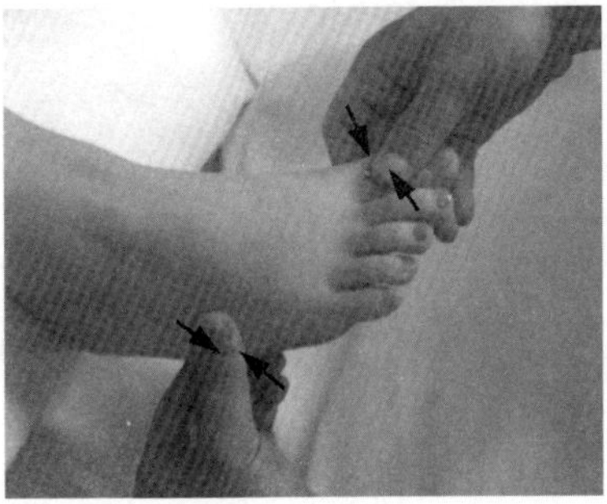

圖 3-23

【功效作用】：解除痙攣，改善神經、血管的緊張度。

【注意事項】：擰法不可用力太重，旋轉時以患者忍耐為度，以防損傷足部皮膚。（圖3—24）

（二十五）勒　法

【動作要領】：用食指與中指夾住足趾相對用力，作急速的滑拉動作。一般夾住足趾的根部，從根部滑向指端，每勒一指均有響聲為宜。

【施術部位】：足趾反射區。

【功效作用】：通經活絡，滑利關節，解除痙攣，改善神經、血管的緊張度。

【注意事項】：勒法要輕快柔和，不可用力太重，以防損傷足趾皮膚。（圖3—25）

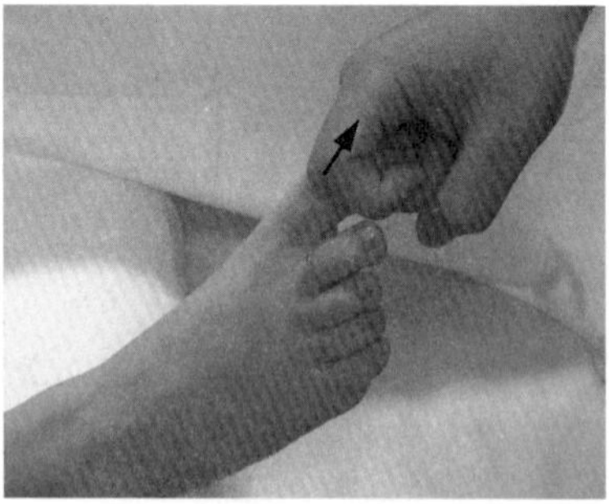

圖 3–24

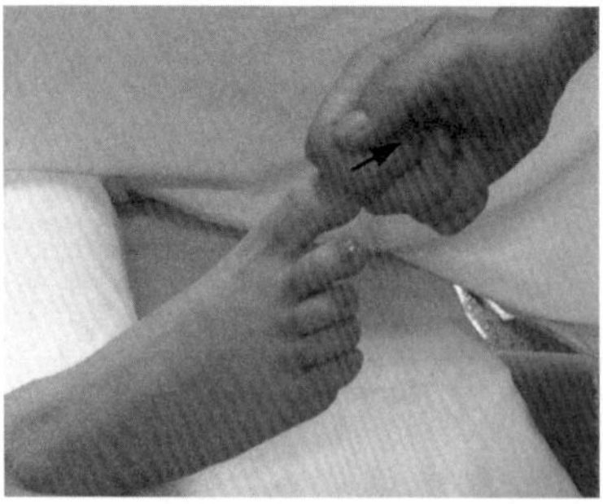

圖 3–25

(二十六)拍　法

【動作要領】：用虛掌有節奏地拍打治療足部。操作者手指自然併攏，掌指關節微屈，腕關節放鬆，運用前臂力量或腕力，使整個虛掌平穩而有節奏地拍打足部及小腿部。

【施術部位】：足背和小腿部反射區。

【功效作用】：促進氣血運行，行氣止痛，消除肌肉疲勞，解除痙攣，改善神經、血管的緊張度。

【注意事項】：拍法用力要均勻，動作要有節奏，可雙手一上一下有節奏地交替進行，不可用力太重，以皮膚微紅為度。（圖3—26）

(二十七)拳擊法

【動作要領】：用拳背叩擊足底。操作者手握空拳，腕關節伸直，而後作屈伸肘關節運動，用拳背平

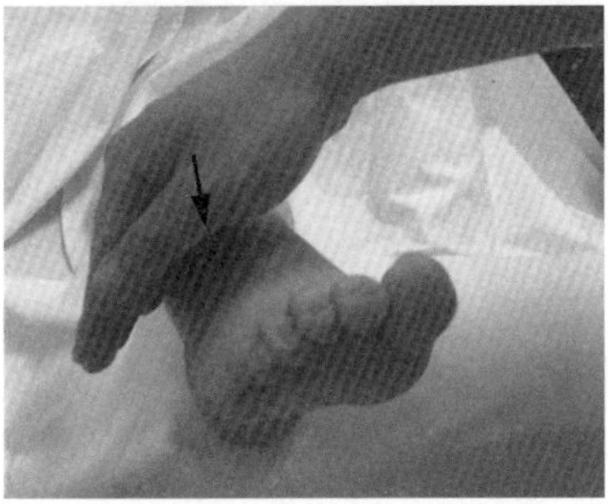

圖 3-26

擊足底。

【施術部位】：足底反射區。

【功效作用】：舒經通絡，行氣止痛，解除痙攣的作用。

【注意事項】：拳擊法不可用力太重，切忌於關節突起處擊打，否則易引起局部疼痛及損傷。（圖3－27）

(二十八)踝關節搖法

【動作要領】：操作者一手托住其足跟，另一手握住其足趾部，稍用力作牽引拔伸踝關節，並在此基礎上作踝關節運動。

【施術部位】：足踝關節部。

【功效作用】：舒經通絡，行氣止痛，解除痙攣作用。

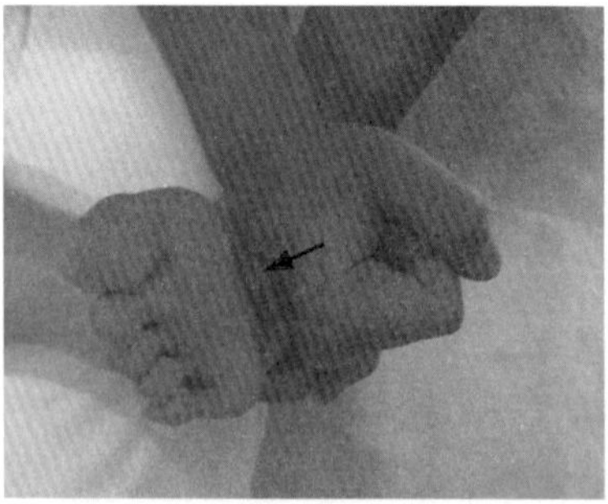

圖 3-27

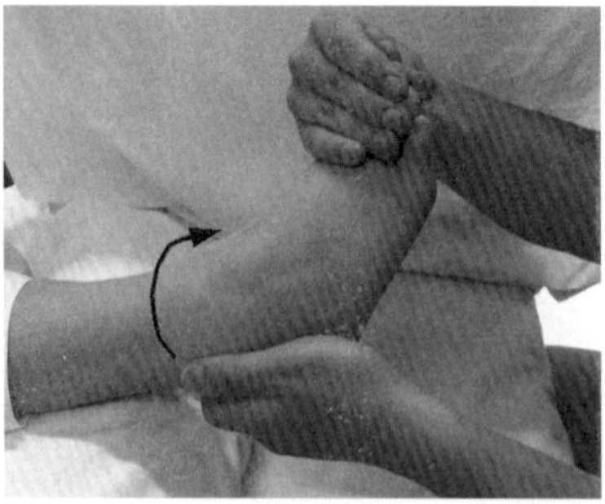

圖 3-28

【注意事項】：踝關節搖法頻率不可太快，搖動力度要均勻。（圖3—28）

（二十九）扳　法

【動作要領】：操作者一手托住其足部，另一手握住其足掌部，稍用力作相反方向扳動，或同一方向，使關節伸展、屈曲，或旋轉運動，屈伸幅度應逐漸增大，有控制的、突發性的扳動。

【施術部位】：足踝關節部。

【功效作用】：舒經通絡，滑利關節，鬆解黏連，解除痙攣作用。

【注意事項】：踝關節扳法要適度，不可超過關節的生理屈伸度，力量不要太猛，以防關節軟組織拉傷。（圖3—29）

（三十）足掌指間關節拔伸法

【動作要領】：操作者一手握住其踝關節，另一手握住其足前掌部，兩手稍用力作相反方向拔伸，或操作

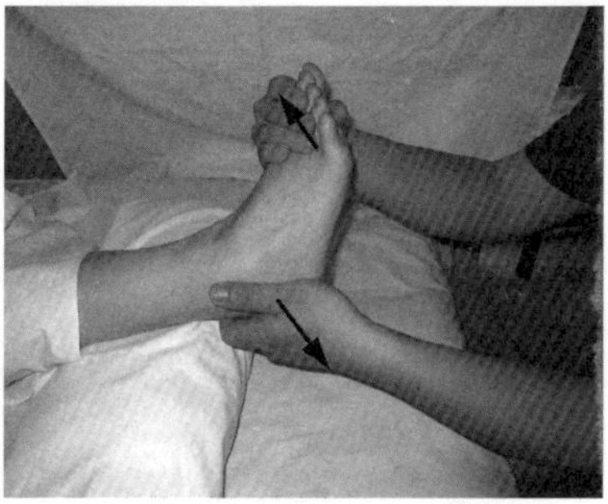

圖 3-29

者一手握住其足前掌部，另一手用拇指與食指捏住十指末端，兩手稍用力作相反方向拔伸。拔伸前應使足掌或足趾旋轉搖動，而後再拔伸，一般拔伸三～五次即可。

【施術部位】：足掌部。

【功效作用】：舒經通絡，滑利關節，鬆解黏連，解除痙攣作用。

【注意事項】：拔伸要適度，不可超過關節的生理伸展度，力量不要太猛，以防軟組織拉傷。（圖3－30）

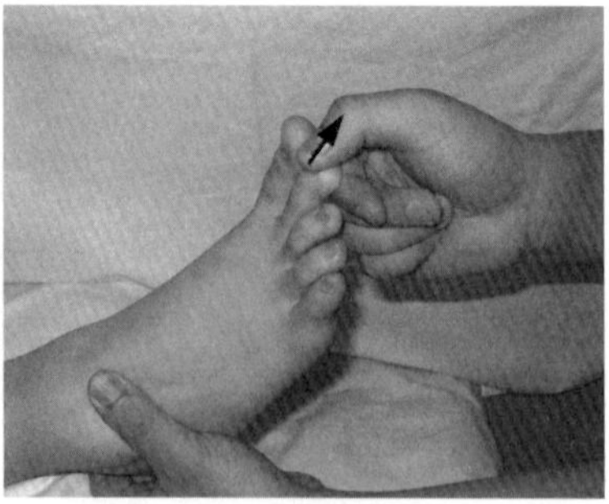

圖 3–30

(三十一)踝關節拔伸法

【動作要領】：操作者一手握住其小腿下部，另一手握住其足跟及掌部，兩手同時用力作相反方向拔伸，一般拔伸三～五次即可。

【施術部位】：踝關節部。

【功效作用】：滑利關節，鬆解黏連的作用。

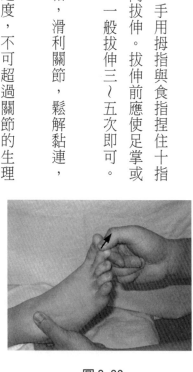

【注意事項】：力量不要太猛，以防軟組織拉傷。（圖3—31）

（三十二）抖　法

【動作要領】：操作者雙手握住其一踝關節或雙踝關節，兩手用力使下肢呈內旋狀，作小幅度，連續的、頻率較快的上下抖動，一般抖動一～三分鐘即可。

【施術部位】：小腿部。

【功效作用】：舒經通絡，疏暢氣血，鬆解黏連，解除痙攣作用。

【注意事項】：抖法要適度，力量均勻，頻率要快。（圖3—32）

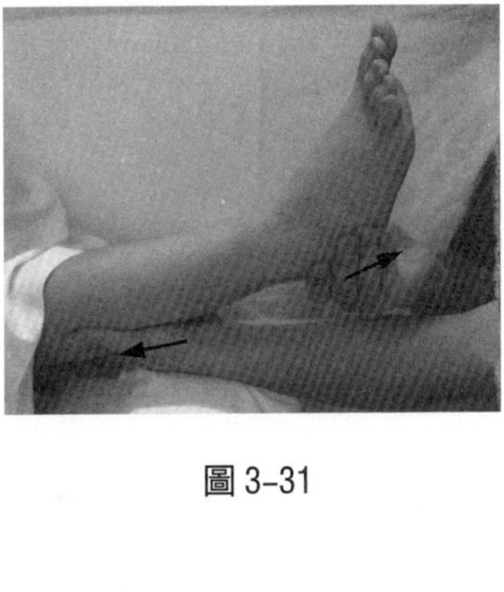

圖 3-31

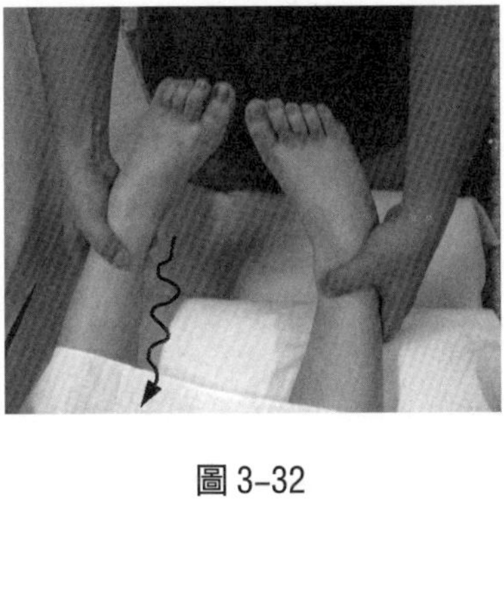

圖 3-32

●輔助工具

(一)按摩錘

形狀如同傳統的榔頭，可用金屬或硬木等製成，錘頭一般最大直徑為一～二公分，高四公分左右，一端為鈍邊圓柱面，另一端為鈍圓椎體。錘頭可用彈性橡膠軟墊包裹，也可只墊兩端。

按摩錘可以替代手進行快節奏的叩、壓、擦、推等手法。作用於足心等大多數穴位和反射穴。注意運用時要調整好力度和頻率，不可輕重不一。

(二)按摩板

形似橢圓形板狀器具，表面上有基本等高的凸起物，分佈均勻與否無大妨礙。可代替踩法及大範圍壓揉等法。

(三)牙籤或髮夾

若無按摩錘、按摩板，可用十根牙籤捆成一束，或用髮夾的鈍頭代替拇指按壓，按壓幾下後暫停一會兒再壓。

(四)煙或艾條

用煙捲或艾條熏灼足部穴位和反射區。此法較常用，可代替手進行按摩。方法是將點燃的煙捲或艾條接近足部穴位，待有灼熱感時立即移開，如此重複六～七次為一療程。

(五)電吹風

對準足部穴位或反射區，先用溫風，直到足部產生灼熱感時方可移開，待灼熱感漸漸消失，接著再吹第二次，如此反覆進行。

(六)吸塵器

家中有吸塵器者，可用此法：即把吸塵器口上的其他部件取下，直接露出軟管，把圓形的軟管頭緊貼著腳底。然後，憑著吸塵器的吸力嘬腳底的皮膚，當被「嘬」的部位有一種被夾緊或「吸入」的感覺時，拿起軟管，再去吸別的部位。如此直至把整個腳底全部吸遍。

三、足部保健按摩順序

人體是一個有機的整體，各個臟器之間可互有聯繫，某一器官發生疾病，往往會影響其他器官的功能而引起失常。所以在足部按摩時，應注意順序，尤其是對足反射區的按摩更須注意，以便使身體各器官保持最佳的協調狀態。

如果處於緊急狀況，需要立即緩解的，如偏頭痛、牙痛、關節扭傷等，可直接按摩相對應的反射區。一般疾病的治療和保健，應該按下列順序進行：首先按摩腎臟、輸尿管、膀胱反射區；其次按摩頭反射區；再次按摩胃腸道、肝臟、胰腺及淋巴反射區；然後是對症按摩，直接按摩病變反射區。結束時再按摩腎、輸尿管、膀胱反射區。在實際按摩中，不可拘泥，應根據具體情況靈活掌握。

若採取全足按摩可按腎、輸尿管、膀胱反射區→足趾反射區→足底反射區→足內側反射區→足外側反射區→足背反射區→腎、輸尿管、膀胱反射區來進行。由腳趾向腳跟方向依次按摩，以順應靜脈、淋巴等回流方向，促進代謝廢物的排出。

還要說明一點，應先按摩左腳，因為人體左側有脾臟、胸部淋巴管、腹腔神經叢等組織，待左腳按摩完畢，再按摩右腳。

四、按摩時間與療程

足部按摩時，必須掌握好按摩時間，根據患者的病種、病情及體質等情況，宜長則長宜短則短。

一般來說，每個穴位和反射區，按摩二～三分鐘或三～五分鐘就可以了。但對腎臟、輸尿管、膀胱反射區、必須按摩到五分鐘，以強化泌尿功能，從而把體內有毒物質排泄出去。若遇急性病症時，按摩時間可增加一倍乃至三倍也不會有危險。

另外，對有病器官的反射區也要延長按摩時間。但對肝臟和脊椎反射區按摩時應小心，當腎臟功能良好時，才可以在肝臟反射區按摩五分鐘以上，否則會使大量有毒物質進入循環系統而不能排出體外。脊椎的反射區不可按摩太久，一般只需三分鐘，因為過久會使血流加強而產生暫時性的不良反應。對嚴重的心臟病患者，對有關各個穴位的反射區僅按摩一分鐘即可。

一般每日按摩一～三次，慢性病或康復期間可隔日一次或每週二次。若長期堅持，每天按摩一次，效果亦很好，時間安排，要在飯後一小時，上午、下午、晚上按摩均可，每次按摩時間以三十～四十分鐘為宜。但嚴重的心臟病、糖尿病、腎臟病患者，每次按摩時間不應超過十分鐘。

一般而言，足部按摩以七～十次為一個療程，治療週期長的病症可半月甚至一月為一個療程，休息幾天，再進行下一個療程，直至痊癒為止。

五、按摩強度

足部按摩的強度，也是按摩技巧的一個重要環節。應根據受術者的體質差別、不同病症，對選取的穴位和反射區所施用按摩強度亦應不同，一般以按摩處出現酸痛感為原則。

對嚴重心臟病患者的心臟反射區，肝臟病患者的肝臟反射區，以及敏感性較強的反射區，如眼、耳、三叉神經、小腦、腦垂體、膽囊、脾臟、尾骨外側等反射區，在按摩時用力均不宜過重，只要有明顯的痛感就行了。對少數痛覺特別敏感者，亦不宜用強刺激。

對那些敏感性相對較弱的反射區，如腎上腺、腎臟、輸尿管、額竇、頭、斜方肌、肺、結腸、直腸、腰椎、胸椎、膝、肘關節等反射區應用較大的力量進行刺激。骨骼系統的病痛，亦必須用較強的力量按摩，方能取得效果。對一些急性病的疼痛，亦可視情況加大刺激量。

六、按摩後的反應

一般來說，在治療二～十次後，有些人會產生一些反應，但大部分在短時間會自行消失，不必擔心，仍可持續按摩。可能出現反應如下。

⑴腳踝部出現腫脹，特別是那些有淋巴回流障礙的病人，這是一種正常反應。

⑵曲張的靜脈突然間腫得更明顯，這是好苗頭，因靜脈內血流增加所致。

⑶腳部有創口，因為腿部的血液循環較差，經常有找個出口的趨向。這種反應是完全正常的，表示有毒物質不能在體內被破壞和消除，便採用此方式排出體外。

(4)發熱，這是機體與病原抗爭的結果，從而消除潛在的炎症，增強機體的免疫力。

(5)排尿量增加，小便變黃且臭，有時可出現絮狀物質。腎臟病嚴重的患者，在短時間可能出現黑色或紅色尿，這說明機體代謝增強，將有毒物質排出體外。

(6)有些背痛的人，會感到背部更痛，但過一天後，疼痛會大減，這是由於按摩後血液流暢，經絡得到疏通的一種表現。

(7)睡眠時間延長，這是機體得到休整的具體表現，也有少數人睡眠時常做夢，但無須擔心。

(8)身體分泌物增加，如出汗增多，鼻腔、咽喉、氣管分泌物增多，婦女白帶增多，這些均是機體功能得以改善，代謝增強的表現。

七、足部按摩的適應證與禁忌證

(一)適應證

足部按摩適應範圍很廣，不僅可治療疾病，還可預防保健。根據目前臨床掌握的情況，足部按摩對功能失調性疾病效果較好。具體而言，足部按摩治療下列疾病效果較好。

(1)胃腸道疾病：如胃痛、胃酸過多、胃部不適、消化性潰瘍、厭食、消化不良、便秘、腹瀉等，能促進胃腸蠕動，調節胃腸道功能。

(2)各種骨關節軟組織損傷：如頸椎病、落枕、肩周炎、腰椎病、膝關節痛、急性軟組織損傷等，能起到活血化瘀，消腫止痛的作用。

(3)一些功能紊亂性疾病：如高血壓、月經不調、神經衰弱、陽痿等，具有良好的調節作用，促進病症的緩解和痊癒。

(4)各種炎症性疾病：如咽喉炎、牙周炎、乳腺炎、風濕性關節炎等，足底在接受按摩時，可使足局部釋放具有生物活性的化學物質，而且由神經的激活，可釋放多種神經遞質，提高毛細血管通透性，加快血液循環，從而達到消炎止痛的目的。

(5)過敏與變態反應性疾病：如過敏性鼻炎，過敏性哮喘，蕁麻疹等，能消炎、脫敏，改善免疫功能。

(6)免疫功能低下性疾病：各種由於免疫低下而引起的反覆感冒，復發性口腔潰瘍，青春痘等。足部按摩能促進人體血清中免疫球蛋白含量上升，增強白細胞吞噬能力，調節血氧飽和度，從而提高人體免疫能力，增強人體抗病能力。

(二)禁忌證

一般認為，屬於下列情況之一者不適宜選用足部按摩治療。

(1)各種急性傳染病傳染期內不能按摩：如活動性結核、流行性腦膜炎、乙腦、肝炎、梅毒、淋病等。

(2)嚴重心臟病、肝病、腎病患者。

(3)各種急腹症：如十二指腸穿孔、胃穿孔等。

(4)月經期、妊娠期婦女不宜足部按摩。

(5)不能合作的精神病患者。

(6)正在出血或內出血的病人，如腦溢血、咯血、胃出血、便血、吐血、尿血等。

(7)腳部患有皮膚病、癰癤、腫瘤的患者，如濕疹、腳癬、膿腫、壞疽等。

(8)正在高熱的患者（體溫在39℃以上）。

(9)長期服用激素的患者。

⑽體質極度虛弱的患者。

⑾過饑、過飽、劇烈運動之後，醉酒等。

八、足部保健按摩的注意事項

⑴按摩前用中草藥水或熱水浸泡十五分鐘左右，以加快局部血液循環，療效會更佳。

⑵術者操作前要剪短指甲，以防在操作過程中畫傷患者的皮膚，並洗淨雙手。在按摩的反射區上均勻的塗上按摩膏，起潤滑皮膚和加強療效的作用。

⑶吃飯、洗澡之後一小時內及空腹時，均不宜進行按摩。

⑷在按摩後半小時內，必須喝開水五百CC以上。嚴重腎臟病患者，喝水不能超過一百五十CC。

⑸治療時應避開骨骼突起部位，以免損傷骨膜。老年人的骨骼變脆，關節僵硬，兒童皮薄肉嫩，在按摩時不可用力過大。

⑹淋巴、脊椎、尾骨外側反射區，一定要朝心臟方向按摩，以利於推動血液和淋巴循環。

⑺按摩時，應密切觀察患者反應，如表現異常，無法忍受疼痛以及嚴重出汗，虛脫等現象時，應及時調整按摩節奏與強度。若出現休克，應立即停止，讓患者採取頭低腳高臥位，配拿掐人中、內關等穴；並給予患者溫開水，糖水飲用。密切觀察血壓、心率的變化，一般半小時後，即可恢復正常。

⑻對患者活動性結核病，梅毒和腦血管病的昏迷期，以及長時間服用激素和極度疲勞者，都不宜進行足部按摩。

⑼在服藥期間採用足部按摩方法治療時，若所服用的是鎮靜劑，一般應停服，其他的藥遵醫囑，待病情好轉後逐漸減少藥量直至痊癒而停藥。

⑽長期接受足部按摩的患者，雙腳感覺若出現遲鈍，可改用鹽水浸泡半小時，即會恢復痛感。

⑾在按摩過程中，要有信心、恒心、耐心，堅持每日按摩，方可取得療效。若是「三天打魚，兩天曬網」，則療效不佳。

⑿按摩結束後，術者不能用涼水洗手，一定要用溫開水將手洗淨，被按摩者的雙腳要注意保暖。

足部反射區定位及功能

一、足部與人體臟腑器官對應關係

人體是一個複雜的整體，是由無數的局部構成的一個有機整體；而它的每個局部又有著整體的資訊和特徵，就如一個受精卵，它所有的資訊都包括在其細胞粒內。

在它的發育和分化過程中，一分為二，二分為四……如此不斷的分裂，最後發育成為一個有著許多複雜結構的機體。而它的機體的每一個組成細胞都與受精卵一樣，具備整個機體的生命資訊，這就是現代克隆技術的基礎。

而作為一個相對獨立的局部來說，當然也具備有人體整體的資訊。

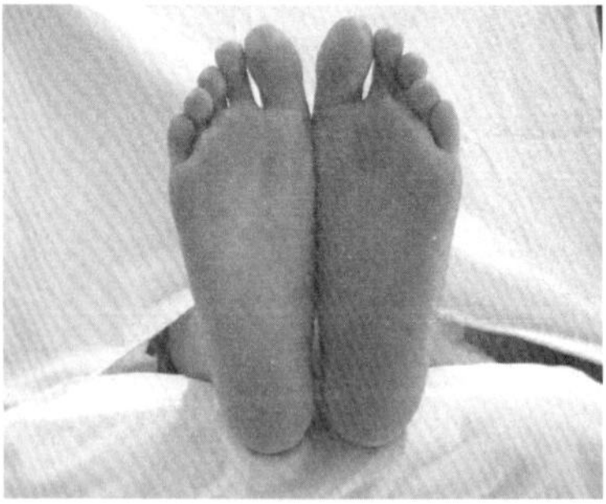

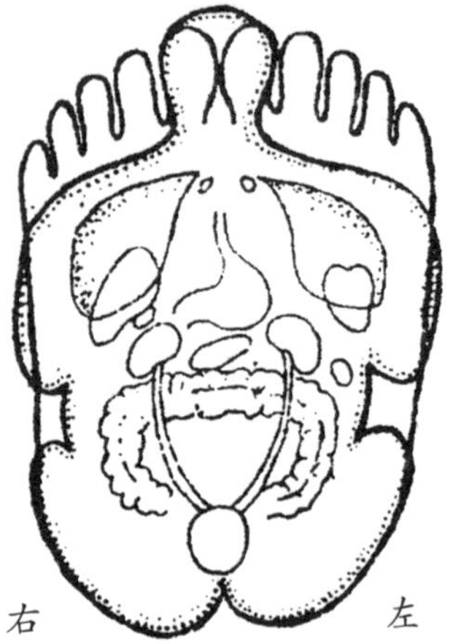

圖 4-1　左右足併攏相當於人體縮影

（圖4－1足底）

古往今來，經過人們長期的實驗、觀察、驗證，得出一個令大多數人所認同的結論，人體各個部位和器官在足部的反應區是有一定規律的，掌握好它，將更有助於加強我們對人體的瞭解。

將人的雙腳併攏在一起，我們可以將它看作一個處於坐位的人體，雙腳的拇趾相當於人的頭部；腳底的上部，相當於人體的胸腔；腳底的中部，就相當於人體的腹腔；足跟部及內踝下凹處，相當於人體的盆腔。

當然，每個體腔內包含有相應的臟腑、器官，如：胸腔中的心和肺，腹腔中的肝、膽、脾、胃、胰等，盆腔中的子宮、卵巢、前列腺、睾丸等。

在腳的內側，也相當於一個坐位人體（圖4－2），如大

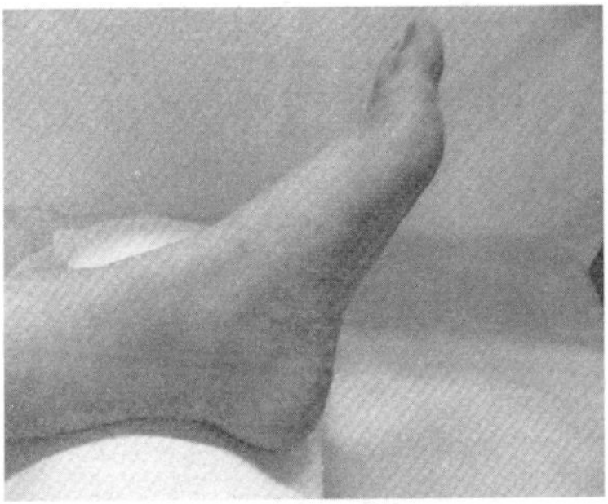

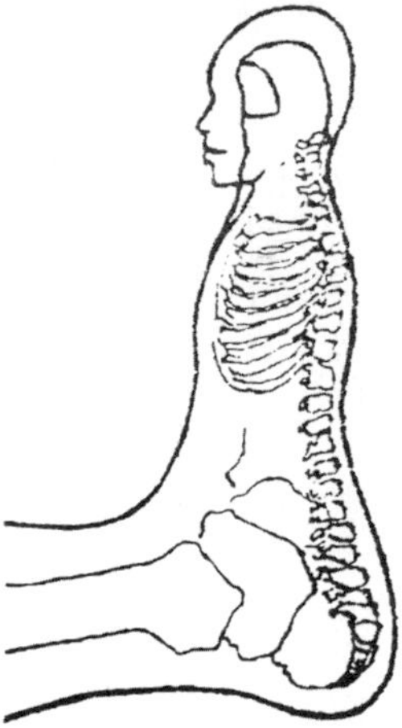

圖4-2　足部內側相當於頭和軀幹側面

拇趾相當於頭部，拇趾背側為人體頭後部，趾腹部為人體臉部、腦內部，其趾根部相對於人體的頸項部，向下依次分佈著胸部、腰部、骶部、臀部，外踝關節為髖關節部，腳弓內側的赤白肉際線分別對應頸椎、胸椎、腰椎、骶椎和尾骨。

當然，這只是對於人體的反射區分佈而言，不能對每個反射區進行非常精確的定位。所以，我們在學習反射區時，應當考慮到人體的複雜性，更多的是要實踐，在自己或他人腳上細心觀察，認真體會。

附圖：1. 右腳足底（圖4—3）
2. 左腳足底（圖4—4）
3. 腳內側（圖4—5）
4. 腳外側（圖4—6）
5. 腳背（圖4—7）

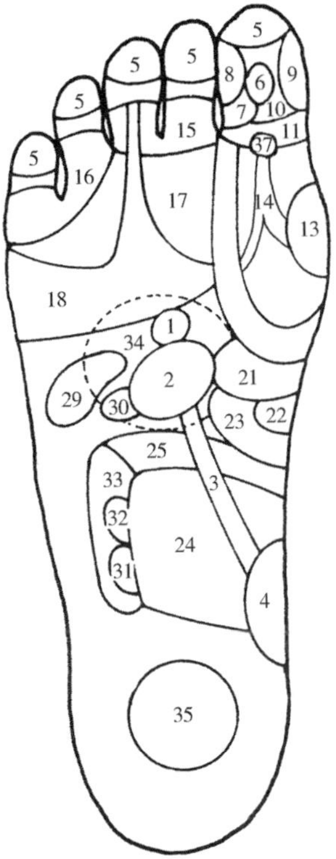

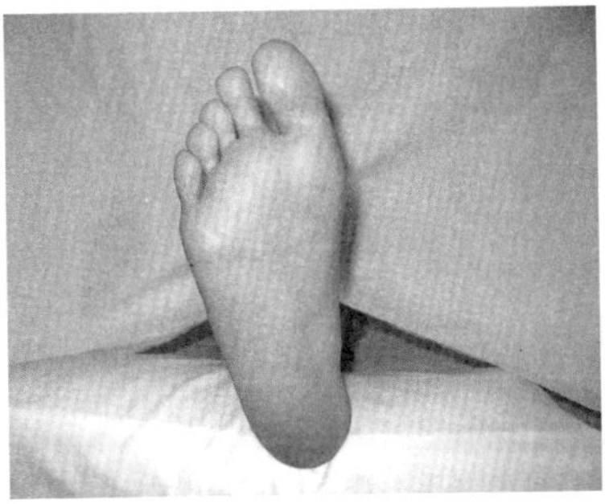

圖 4-3　右足部反射區

1.腎上腺　2.腎　3.輸尿管　4.膀胱
5.額竇　6.腦垂體　7.小腦及腦幹　8.三叉神經
9.鼻　10.大腦　11.頸項　13.甲狀旁腺
14.甲狀腺　15.眼　16.耳　17.斜方肌
18.肺及支氣管　21.胃　22.胰　23.十二指腸
24.小腸　25.橫結腸　29.肝　30.膽囊
31.盲腸（及闌尾）　32.回盲瓣　33.升結腸
34.腹腔神經叢　35.生殖腺（睪丸或卵巢）

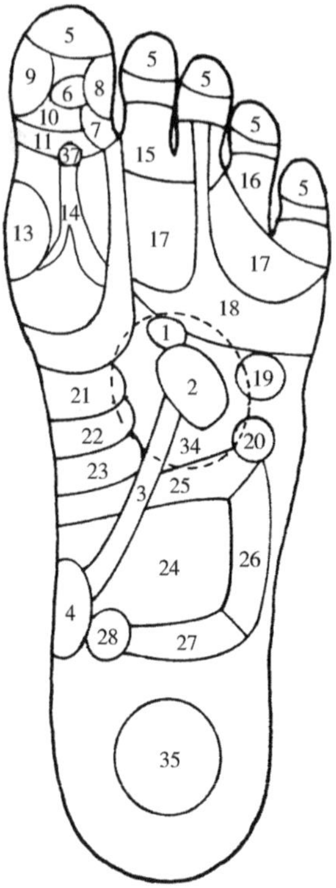

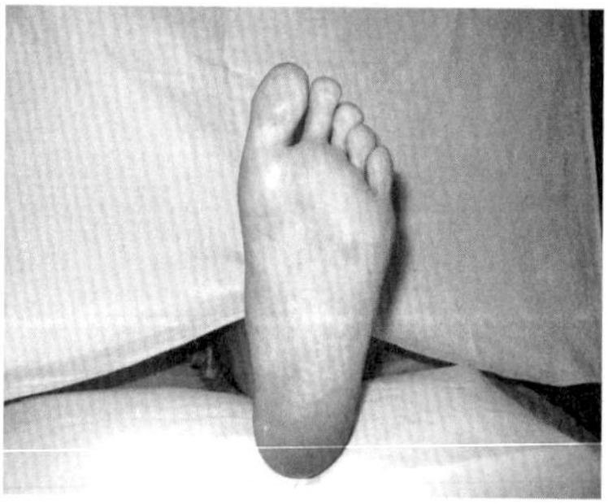

圖 4-4　左足部反射區

1.腎上腺	2.腎	3.輸尿管	4.膀胱
5.額竇	6.腦垂體	7.小腦及腦幹	8.三叉神經
9.鼻	10.大腦	11.頸項	13.甲狀旁腺
14.甲狀腺	15.眼	16.耳	17.斜方肌
18.肺及支氣管	19.心	20.脾	21.胃
22.胰	23.十二指腸	24.小腸	25.橫結腸
26.降結腸	27.乙狀結腸及直腸		28.肛門
34.腹腔神經叢	35.生殖腺（睪丸或卵巢）		

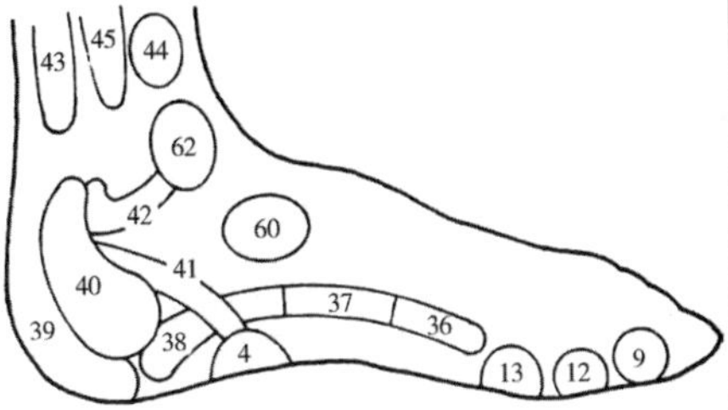

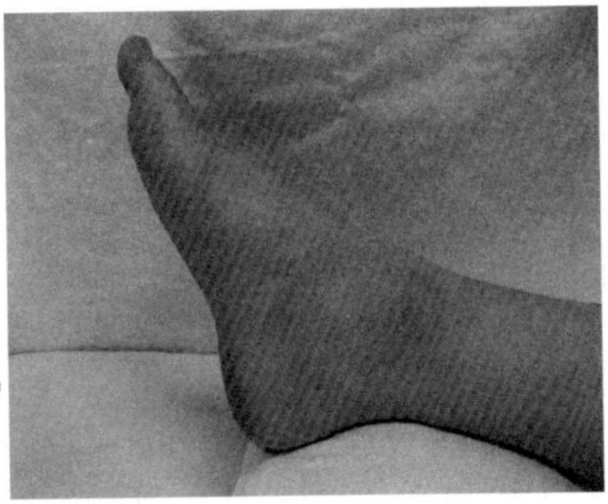

圖 4-5　足內側反射區

4.膀胱　9.鼻　12.頸椎　13.甲狀旁腺
36.胸椎　37.腰椎　38.骶骨　39.尾骨內側
40.前列腺或子宮　41.尿道及陰道　42.髖關節　43.直腸及肛門
44.腹股構　45.坐骨神經　60.肋骨　62.下身淋巴結

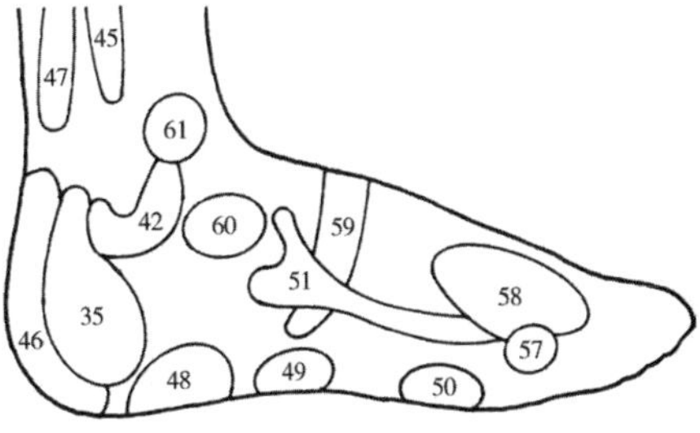

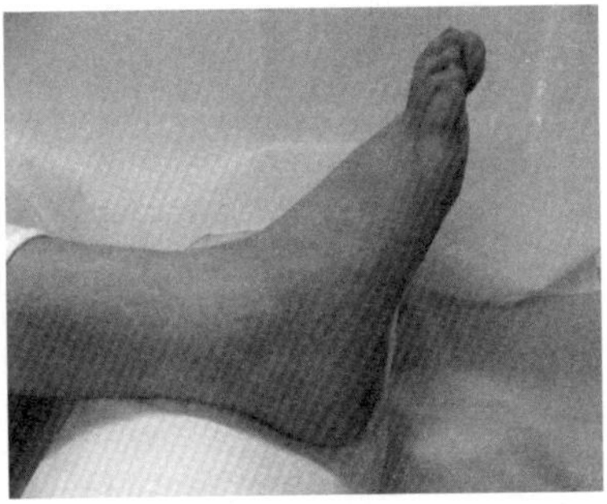

圖 4-6　足外側反射區

35.生殖腺(睪丸或卵巢)　42.髖關節　45.坐骨神經　46.尾骨外側
47.下腹部　48.膝　49.肘　50.肩
51.肩胛骨　57.內耳迷路　58.胸　59.橫膈膜
60.肋骨　61.上身淋巴結

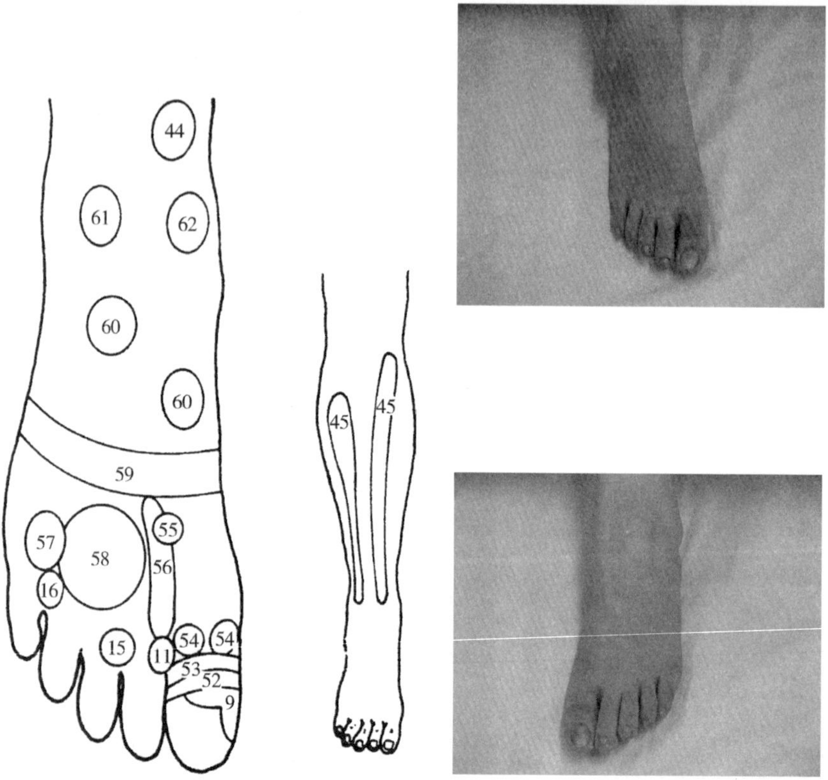

圖 4-7　足背反射區

9.鼻	11.頸項	15.眼
16.耳	44.腹股構	45.坐骨神經
52.上頜	53.下頜	54.扁桃體
55.喉、氣管及食道	56.胸部淋巴結	57.內耳迷路
58.胸	59.橫膈膜	60.肋骨
61.上身淋巴結	62.下身淋巴結	

二、足部反射區定位及功能

我們在第一部中已經初步瞭解了人體各臟腑器官在腳部的反射區，為了更清楚各反射區準確定位及其功能，我們將依次介紹各反射區的定位、解剖位置，手法操作、主治等。

（一）足底反射區

1. 腎上腺反射區

【定位】：位於雙腳掌的第一、二跖骨之間，距跖骨頭近足心端一拇指寬處，即與跖趾關節所形成「人」字形交叉點略靠外側（用於握住足背，腳底形成一個明顯的「人」字形）。（圖4－8）

【解剖位置】：腎上腺位於腹腔腹膜之後，腎臟

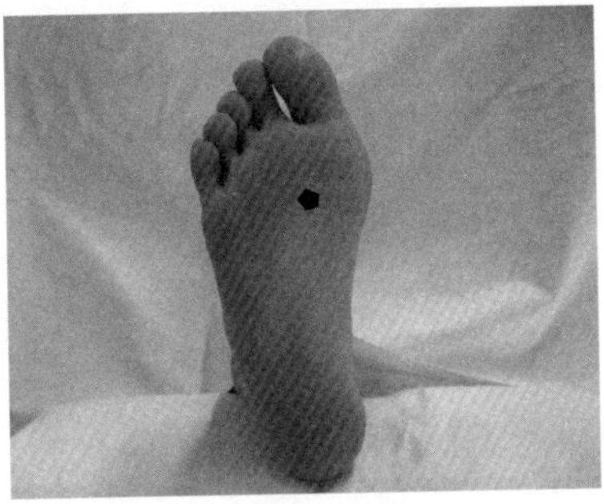

圖 4-8

的上方，左右各一，大約一個大拇指大小，顏色呈金黃色。腎上腺是由中間的腎上腺髓質和外層的皮質所組成。腎上腺髓質分泌腎上腺髓質激素，它與交感神經系統有緊密的聯繫，它可以促進糖原的生成與分解。腎上腺皮質能分泌多種激素，主要包括：調節水鹽代謝的鹽皮質激素；調節糖和蛋白質代謝的糖皮質激素；此外，它還能分泌性激素。這些激素調節人體的物質代謝，對機體有非常重要的影響。

【手法】：可用食指第一指間關節或拇指間關節，定點向深部按壓三～五次，手法要柔和有力，逐漸加力，退力也要緩慢，以受術者能耐受為限。

【主治】：糖、蛋白質代謝紊亂，內分泌失調，各種感染炎症，氣喘，心律不齊，昏厥，腎上腺皮質功能不全等。

【注意事項】：按摩該反射區不用暴力、蠻力，手法宜柔和有力。本反射區對腎上腺功能亢進和減退起雙向良性調節作用，一般而言，對於腎上腺功能亢進者，用力較之減退。

2. 腹腔神經叢反射區

【定位】：位於雙腳掌中心，分布在腎臟和胃的反射區附近，相當於湧泉穴的

周圍。（圖4—9）

【解剖位置】：腹腔神經叢又名「太陽神經叢」，位於膈肌的主動脈裂孔的前方，腹腔動脈和腸系膜上動脈周圍，兩個腎上腺之間。它是交感神經和副交感神經的分支和發源，也是腹腔內最大的植物神經叢，由許多大小形狀不等的神經節組成。該神經叢發出許多分支，參與組成膈叢、肝叢、脾叢、腸系膜上叢、腸系膜下叢、胃叢、腎叢、腎上腺叢、精索叢等。腹腔神經叢受大腦支配和控制，調節腹腔內各臟腑器官的活動。

【手法】：用拇指指間關節或單食指扣拳法在此反射區運用運法，從上到下作環旋運動三～五遍，用力應均勻柔和。

【主治】：腹痛、腹瀉、腹脹、嘔吐、胃痛、煩躁、失眠、休克、高血壓、頭痛，並對各種疼痛性疾病有鎮靜止痛作用。

【注意事項】：在此反射區不可使用蠻力或用力過猛，以免產生休克。對功能亢進的實證，採用逆時針運法；對功能減退的虛證，運用順時針運法。

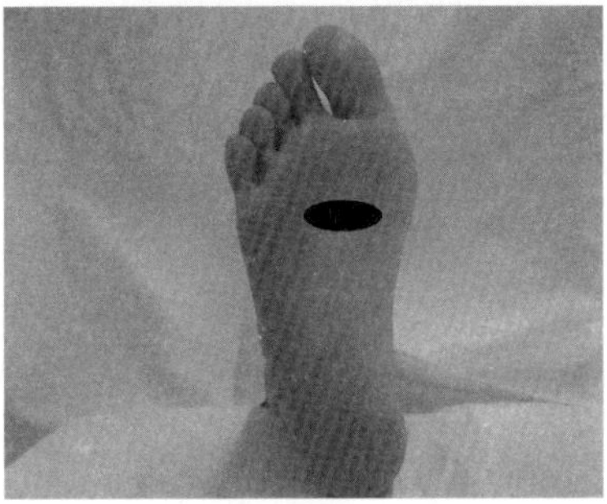

圖 4-9

3.腎臟反射區

【定位】：位於雙腳腳底的第二、第三跖骨的近端的五等分點外，即在腎上腺的下方凹陷處。（圖4－10）

【解剖位置】：腎臟位於腹後壁上部，脊柱兩側，右腎低於左腎半個椎體高度。上端相當於第十一或十二胸椎高度，下端高度相當於第二或第三腰椎高度，左右各一，其形似蠶豆，長度為十～十二公分，寬度為五～七公分。腎臟由包在外面的皮質和在裏面的髓質組成，其髓質由九十萬～一百二十萬個腎單位組成，腎臟的功能與每一個腎單位的濾過功能關係密切，它在泌尿的過程中排泄出大量的代謝產物和多餘的水分、無機鹽及進入人體內的異物。

如果腎臟發生病變，就可能使人體代謝廢物不能及時有效排出體外，或使機體有用物質大量排出，從而危及到生命。

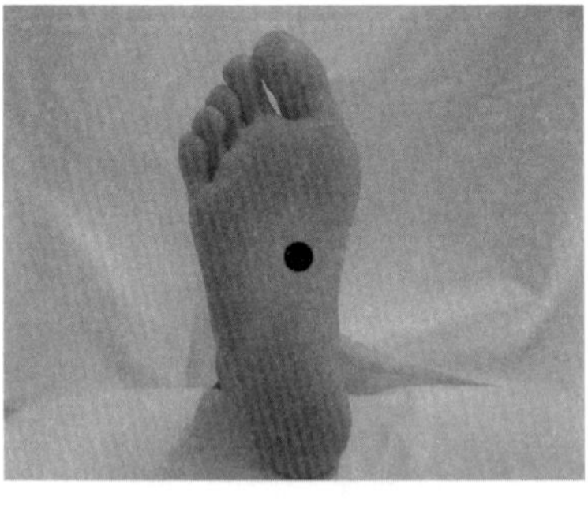

圖4-10

【手法】：腎臟反射區可用拇指間關節或單食指扣拳法由輕到重按壓三～五

次，每次持續二十～三十秒。

【主治】：急性腎炎，慢性腎炎，尿毒症，腎結石，腎腫瘤，動脈硬化，高血壓，類風濕性關節炎，腎盂積水，浮腫，靜脈曲張，尿頻，尿急，尿痛及各種過敏性疾病。

【注意事項】：中國醫學認為，腎為陰中之陰，主水藏精，腎病多虛。所以在按摩腎臟反射區時，不可用力過猛，以免使虛者更虛。

4.輸尿管反射區

【定位】：位於雙腳腳底，在腎臟、膀胱反射區之間，將腎臟反射區和膀胱反射區連接起來，起於第二、三跖骨近端，止於腳內側赤白肉際處。（圖4－11）

【解剖位置】：輸尿管位於腹膜後方，連接在腎臟和膀胱之間，起於腎盂，沿著脊椎兩側向下，止於膀胱的輸尿管口。全長二十五～三十公分，直徑四～七公分。它有三個生理狹窄，是輸尿管結石的好發部位，第

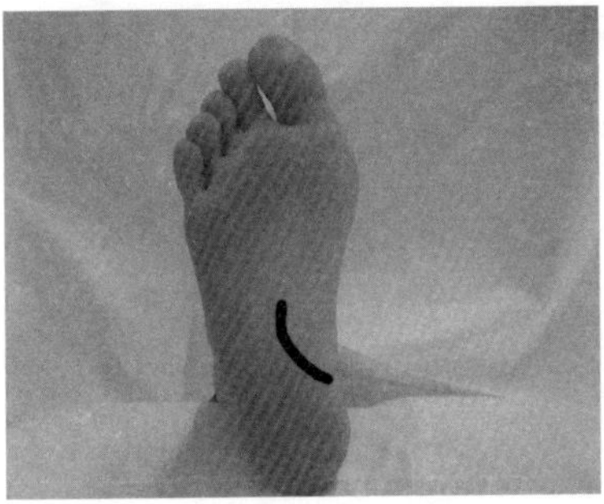

圖 4-11

一個生理性狹窄是在與腎盂相移形處；第二個生理性狹窄在輸尿管與精索（或輸卵管）交叉的地方；第三個生理性狹窄在穿入膀胱的輸尿管口，瞭解輸尿管的三個狹窄對診查疾病的重要意義。

腎臟過濾的終尿經輸尿管輸送到膀胱貯存，輸尿管有很強的代償功能，一側輸尿管被結石阻塞還不十分嚴重，若雙側輸尿管阻塞，將會對血液循環，腎臟與膀胱的功能造成嚴重的影響。所以，輸尿管的疾病是不容忽視的。

【手法】：用拇指間關節或食指第一指間關節沿著輸尿管反射區向下推，直到膀胱反射區處。動作宜緩慢，用力要均勻，推三～五次。

【主治】：輸尿管炎，輸尿管結石，風濕病，高血壓，關節病，動脈硬化，水腫，輸尿管狹窄，腎積水。

【注意事項】：按摩該反射區時，一般從輸尿管起始端推向終止端，這樣有助於保持輸尿管通暢，對輸尿管結石的患者更應如此。

5. 膀胱反射區

【定位】：位於雙腳內踝，足舟骨下方凹陷，拇展肌之側，指頭大小，連接於

輸尿管的下端。（圖4—12）

【解剖位置】：膀胱位於恥骨聯合的後方，盆腔的前部，是儲存尿液的肌性囊狀器官。伸縮性很大，其大小、形狀、位置以及壁的厚度均隨尿液充盈程度、年齡、性別差異而改變，其平均容量為三百～五百ＣＣ。空虛膀胱呈三棱錐體形，分膀胱尖、膀胱底、膀胱體、膀胱頸。膀胱壁由黏膜、黏膜下組織和外膜構成。膀胱底面內有兩輸尿管口和一個尿道口，它們之間區域稱為膀胱三角，無論充盈或空虛，其黏膜均保持光滑，它是膀胱結核、膀胱腫瘤的好發部位。

【手法】：用拇指指間關節或食指第一指間關節時，其餘四指握住足背固定，有利於發力，不至過猛或過輕，按壓之後可作輕柔的揉法。

【主治】：膀胱炎，膀胱結石，腎和輸尿管的病變，高血壓，動脈硬化，尿道炎，糖尿病，蛋白尿，水腫。

【注意事項】：按摩此反射區時，施術者的手要貼在受術者的足底，以最舒適的姿式固定受術者的足部，

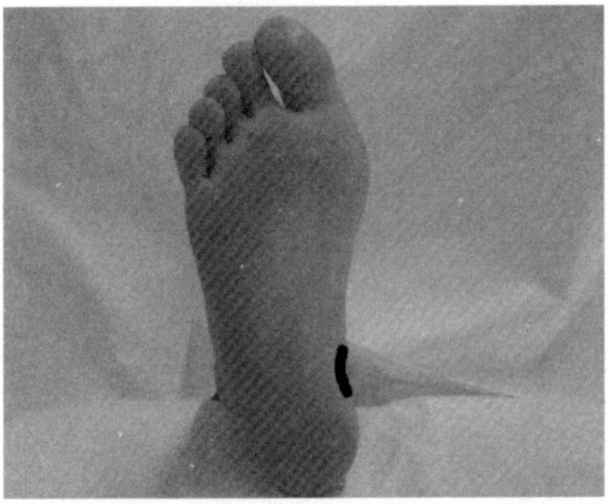

圖 4-12

用力要緩慢，深透，均勻。

6.尿道・陰道・陰莖反射區

【定位】：位於腳內側，自膀胱反射區向上延伸，距骨與舟骨之間的間隙處。（圖4－13）

【解剖位置】：男女尿道的構造和功能不完全相同。男性尿道除有排尿功能外，還有排精功能；女性尿道只有排尿功能。男性陰莖由海綿體組成：兩個陰莖海綿體和一個尿道海綿體，外面包有筋膜和皮膚。男性尿道成人長約十八～二十公分，管徑平均為五～七公釐，其全長可分為三部，即前列腺部、膜部和海綿體部。女性尿道較短，起於膀胱，開口於陰道前庭，全長三～五公分。

【手法】：用一手固定前部，另一手拇指腹或食指第一指間關節自膀胱反射區沿內踝下向上施以推法，用力要緩慢、均勻、深透。

【主治】：尿道感染、陰道炎、排尿困難、尿頻、尿急、尿失禁、遺尿、生殖系統疾患。

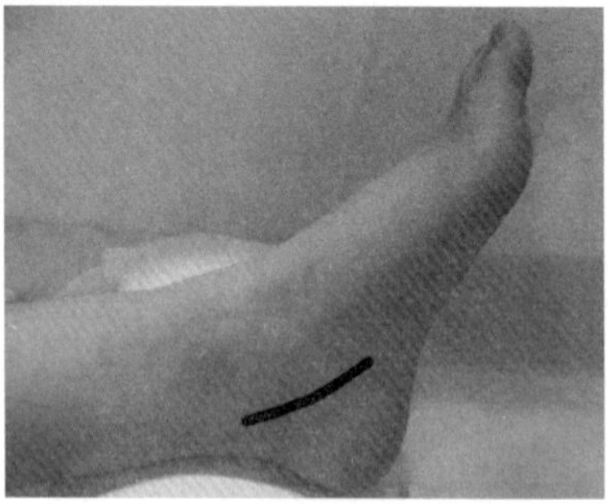

圖4-13

【注意事項】：施術者要把握好用力輕重緩急，實證可適當用力重，推法快些；虛證用力較輕，推法較慢。尿頻尿多者，可逆尿道方向施以推法；而尿少尿痛患者，可順尿道方向推法。

7. 額竇反射區

【定位】：額竇反射區位於雙腳腳拇趾尖端，皮肉較豐厚的地方，其範圍大約直徑一公分左右。左邊的額竇在右腳，右邊的額竇在左腳。（圖4－14）

【解剖位置】：額竇位於前額額骨內，開口於中鼻道，是一個含氣的骨腔，裏面由許多蜂窩狀骨質小房組成，並附有黏膜。

額竇與人體語言發音關係密切，當人體發音時，在額竇內可以產生共振，使得發出的音質更加清晰，更悅耳動聽。

【手法】：用一手的拇、食、中三指固定受術者的大拇趾，另一手的拇指間關節按壓額竇反射區三～五遍，還可結合刮法三～五遍，以受術者耐受為度。

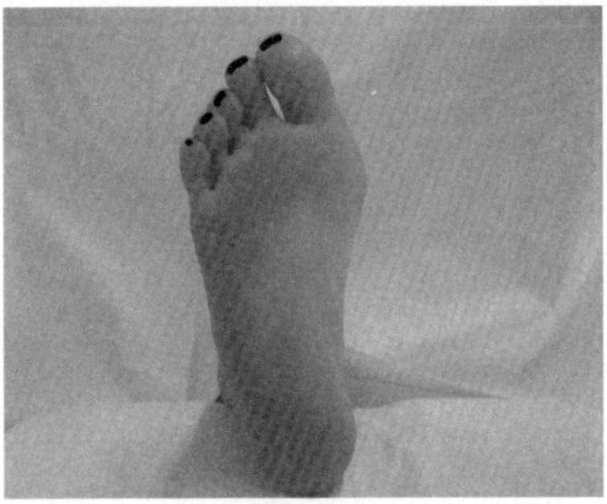

圖 4-14

【主治】：以頭部、口鼻方面的疾病為主，對腦中風、腦震盪、鼻竇炎，頭痛、失眠、頭暈，發熱有很好的效果。在使用時配合其他反射區，效果更佳。

【注意事項】：該反射區在四肢末端，神經末梢較豐富，按摩時切不可使用蠻力，以免給患者帶來痛苦，甚至休克。最好是先經過輕輕揉動，慢慢加力，注意受術者的反應，若出現不良反應，要馬上停止手法。

8.三叉神經反射區

【定位】：位於雙腳拇趾第一節趾骨遠端，肉球外側延伸到拇趾甲根處，小腦反射區的前方，左三叉神經反射區在右腳，右三叉神經反射區在左腳。（圖4－15）

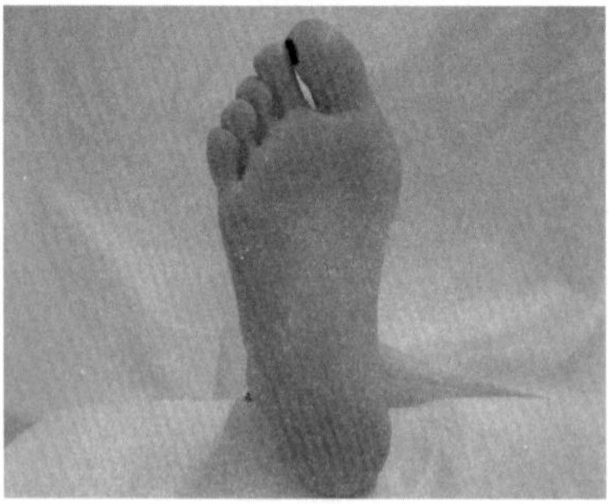

圖4-15

【解剖位置】：三叉神經是人體比較粗大的混合神經。其中軀體感覺纖維位於顱中窩顳部岩部尖端，其中樞突經三叉神經根入腦，止行於三叉神經腦橋核和三叉神經脊束核，周圍突出的三叉神經節組成三個分支：

一、眼神經，經眶上裂入眶，分佈於淚腺、眼球、部分鼻腔黏膜以及上瞼、鼻背和額部皮膚；

二、上頜神經，由顱底的圓孔出顱後，經眶下裂入眶，延伸為眶下神經。眶下神經穿出眶下孔到達臉部，再分成數支，分佈於眼裂與口裂間的皮膚，還有部分上頜神經，沿途分布於上頜牙齒、牙齦上；

三、下頜神經，經顱底的卵圓孔出顱分支，其中比較重要的有舌神經，下牙槽神經、耳顳神經等。

【手法】：用拇指掐法或拇指間關節按壓法，向趾腹方向掐壓四～五次。

【主治】：三叉神經痛、偏頭痛、臉神經痲痹、牙痛、腮腺炎、失眠、耳部疾患，味覺、聽覺、嗅覺障礙等。

【注意事項】：此反射區較為敏感，手法須由輕到重逐漸加力，不可使用蠻力。

9. 小腦・腦幹反射區

【定位】：位於雙足底拇趾近節基底部外側，右半球小腦・腦幹反射區在左腳

上，左半球小腦・腦幹反射區在右腳上。（圖4—16）

【解剖位置】：小腦位於顱後窩內，在大腦半球枕葉下方，腦橋和延髓的後方，小腦與腦橋、延髓和中腦相連。其表面有一層灰質，稱小腦皮質，皮質深層為髓質。小腦是一個與運動調節有關的中樞，有維持身體平衡、調節肌張力和協調隨意運動的功能。

腦幹位於顱底面的斜坡上，平枕骨大枕，與脊髓相續。它由延髓、腦橋和中腦組成，與人體的運動、感覺、植物性神經系統等功能的調節都有關聯，還可提高大腦皮質的興奮性。

【手法】：一手將受術者的腳趾固定，另一手用拇指掐法，或拇指間關節按壓此反射區四～五次。

【主治】：腦震盪、腦腫瘤、頭痛、失眠、記憶力減退、共濟失調、高血壓、低血壓、震顫痳痺等。

【注意事項】：注意保持腳部清潔衛生，施術時手法要柔和、均勻、深透。

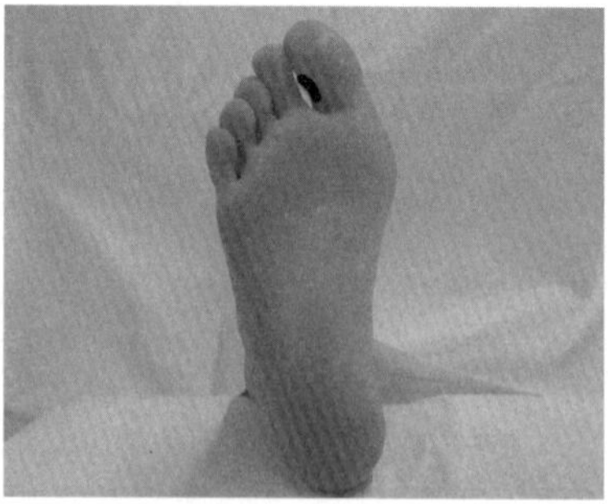

圖 4-16

10.頸項反射區

【定位】：位於雙腳腳底拇趾根部跖側橫紋處，左頸項反射區在右足，右頸項反射區在左足。（圖4—17）

【解剖位置】：頸項介於頭、胸和上肢之間，前部稱為頸部，後部稱為項部。上界以下頜骨下緣、下頜尖、乳突尖、上項線和枕外隆凸的連線與頭部為界；下界以胸骨頸靜脈切跡、胸鎖關節，鎖骨上緣和肩峰至第七頸椎棘突的連線，分別與胸部及上肢為界。它是頭部與軀幹聯繫的要道，能協調頭部向各個方向運動。

【手法】：用拇指掐法，在拇指根部壓住痛點，再向內側旋轉掐揉四～五次。

【主治】：落枕、頸椎病、肩頸綜合徵、頸項強痛、高血壓、近視眼等。

【注意事項】：在治療頸項軟組織損傷時，應壓住痛點，力量要均勻深透，以達鎮痛的目的。

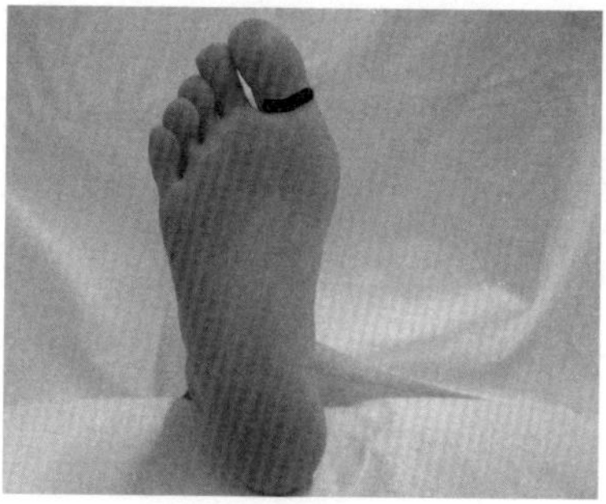

圖 4-17

11. 鼻反射區

【定位】：位於雙腳拇趾第二節趾骨肉球內側中部，延伸到腳拇趾甲根部。左鼻反射區在右足，右鼻反射區在左足。（圖4—18）

【解剖位置】：鼻位於頭臉部，是呼吸之門戶，肺的外口。鼻由外鼻、鼻腔組成，外鼻位於臉部中央，由上到下依次稱為鼻根、鼻背、鼻尖，鼻尖兩側擴大為鼻翼。外鼻下方一對開口稱鼻孔，鼻腔由骨和軟骨作支架，裏面以黏膜和皮膚構成。它被鼻中隔分為左右兩個腔，向前以鼻孔通外界，向後經鼻後孔通鼻咽。

鼻腔內黏膜分為嗅區和呼吸壓，嗅區內含有嗅覺神經；呼吸區含有汗毛和豐富的毛細血管，對吸入的空氣有濕潤作用，並可清除灰塵和細菌等。

【手法】：操作者一手固定受術者的腳，另一手拇指間關節按壓鼻部反射區，也可用拇指側腹向上均勻推三～五遍。

【主治】：慢性鼻炎、急性鼻炎、過敏性鼻炎、鼻瘜肉、鼻出血、鼻竇炎及上

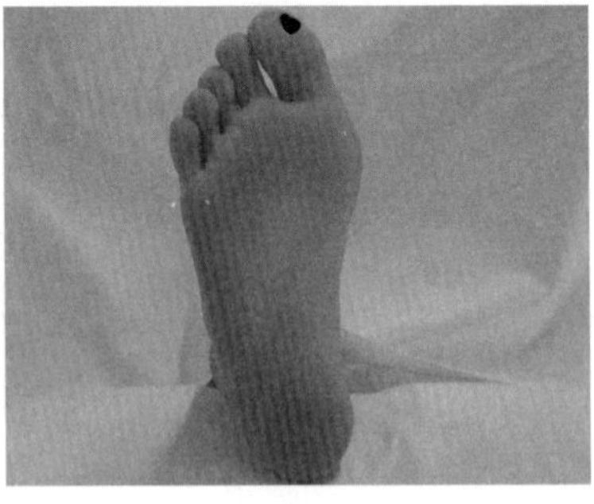

圖 4–18

呼吸道感染等症。

【注意事項】：鼻部反射區位於肢體末端，神經末梢豐富，因此十分敏感。在按摩該反射區時，要特別小心，不可使用蠻力，也不能長時間刺激。對於急性鼻炎，手法可適當重些；對於慢性鼻炎，手法則宜輕。

12.大腦（頭部）反射區

【定位】：位於雙腳腳底拇趾趾腹肉球的全部所形成的較為豐富部位。左大腦反射區在右腳上，右大腦反射區在左腳上。（圖4－19）

【解剖位置】：大腦又稱為端腦，可分為左右大腦半球。大腦半球表面有一層灰色的大腦皮質，它是高級神經活動的物質基礎，具有高度的分析和綜合能力，從而構成思維和語言活動的物質基礎；皮質的深層為大腦髓質，由大量的神經纖維構成，是神經的主要通道。

【主治】：高血壓、低血壓、癲癇、帕金森氏綜合徵、中風後遺症、腦震顫、頭痛、頭暈、失眠、多夢、

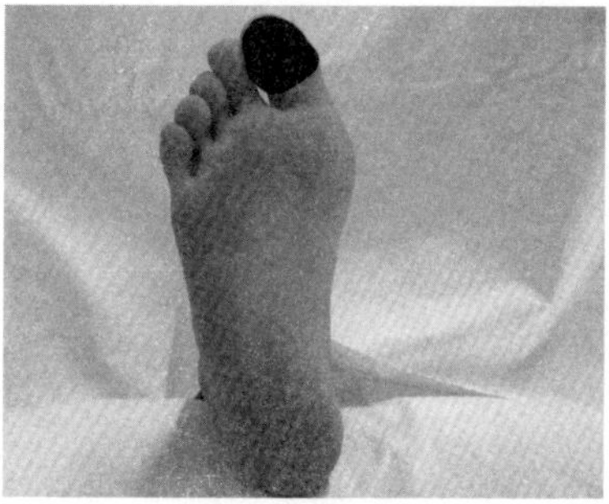

圖4–19

呃逆、視覺受損、癔病、神經官能症等。

【注意事項】：大腦為人體的高級中樞，按摩大腦反射區可對全身進行調節。因大腦反射區位於肢體末端，神經末梢豐富，按摩時不可使用蠻力，以受術者能耐受為度，具體運用時手法輕重依據病情而定，如高血壓、休克等手法宜重；頭暈、癱瘓等手法宜輕。

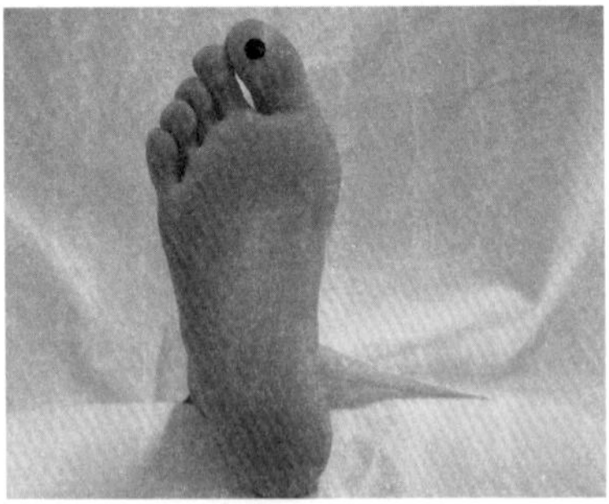

圖 4-20

13.腦垂體反射區

【定位】：位於雙腳拇趾肉球中央部位，在大腦反射區的深處。（圖4—20）

【解剖位置】：垂體是人體內最複雜的內分泌腺，位於顱中窩的垂體窩內，借漏斗連於下丘腦。垂體分泌的激素主要有：生長素、催乳素、黑色細胞刺激素、促腎上腺皮質激素，促甲狀腺激素，卵泡刺激素和黃體生長素。這些激素與身體骨髓和軟組織的生長有關，並影響其他內分泌腺，如甲狀腺、腎上腺和性腺的功能。

【手法】：操作者一手固定受術者腳部，另一手用拇指間關節按壓腦垂體反射區，向腳後跟方向用力，也可按揉結合，以病人耐受為度。

【主治】：各種內分泌失調（如甲狀腺、甲狀旁腺、腎上腺、生殖腺等），小兒發育不良，更年期綜合徵，遺尿，小兒智力低下等。

【注意事項】：按摩腦垂體反射區，可對機體進行雙向良性調節。但由於該反射區位於肢體末端，神經末梢比較豐富，故不可使用蠻力，暴力，手法宜柔和，逐漸加力，以病人能耐受為度。

14.食道・氣管反射區

【定位】：位於雙足底第一跖趾關節上下方，下接胃反射區。（圖4—21）

【解剖位置】：食管是從咽到胃之間的一個肌性空腔器官，上端起自第六頸椎體下緣處續於咽，下端至第十一胸椎左側連於胃，全長約二十五公分，依其行程可分頸、胸、腹三段。食管全長有三個生理性狹窄，這些狹窄是食管異物易滯留的部位，也是腫瘤好發部位。

氣管為後壁略扁的圓筒狀管道，其上端平第六頸椎

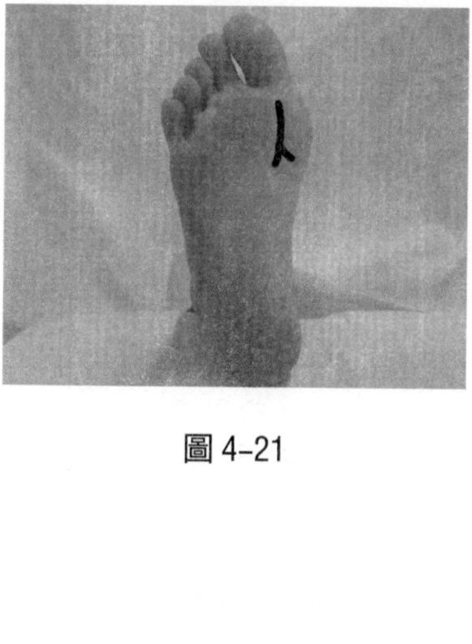

圖 4-21

體下緣高度，起自環狀軟骨，向下至第四、五胸椎之間相平（相當胸骨角平面）分為左、右主支氣管，在食管的前面。

【手法】：施術者固定受術者腳部，用拇指間關節或食指第一指間關節從上向下施以緩慢推法。

【主治】：食管炎症、梅核氣、氣管疾患等。

【注意事項】：該反射區經過第一跖趾關節，因此按摩時不宜猛力向下推，而應柔和緩慢滑動，以免造成損傷。此外，按摩該反射區時一般都是從上向下推移，而不能逆方向推移。

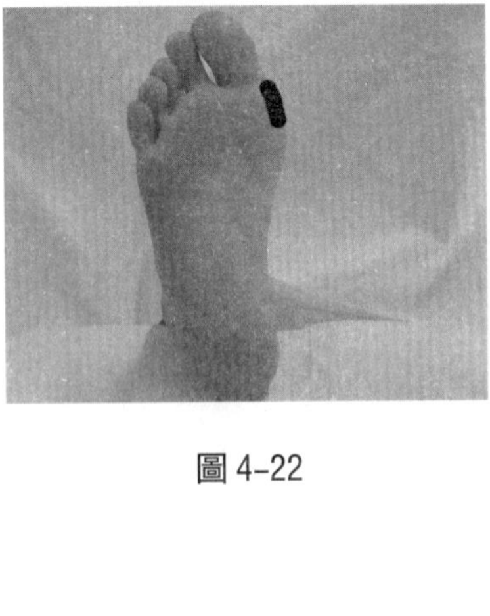

圖 4-22

15. 甲狀旁腺反射區

【定位】：位於雙腳腳掌內緣第一跖趾關節前方凹陷處，即在足底與足內側面交界的四十五處形成的區域。（圖 4－22）

【解剖位置】：甲狀旁腺是一個內分泌器官，呈扁橢圓形，略似綠豆大的小腺體。一般有上、下兩對，貼附於甲狀腺側葉後面或埋在甲狀腺組織中。上一對相當於環狀軟骨下緣水平處，下一對多位於甲狀腺下動脈附近。甲狀旁腺分泌甲狀腺素，主要調節鈣的代謝，維持血鈣平衡。當甲狀旁腺分泌不足時，可引起骨質過度脫鈣，容易發生骨折。

【手法】：操作者手固定受術者腳部，另一手拇指指間關節或食指第一指間關節按壓此反射區三~五遍。

【主治】：甲狀旁腺功能亢進或低下、佝僂病、低鈣性肌肉痙攣、各種過敏性疾病、胃腸蠕動緩慢、白內障、失眠、癲癇、尿路結石等。

【注意事項】：該反射區有雙向良性調節作用，對甲狀旁腺功能減退的患者，按摩時手法要輕；對甲狀旁腺功能亢進的患者，手法宜重。

16. 甲狀腺反射區

【定位】：位於雙腳腳底第一趾骨與第二趾骨之間及第一趾骨遠側部連成「L」狀。（圖4－23）

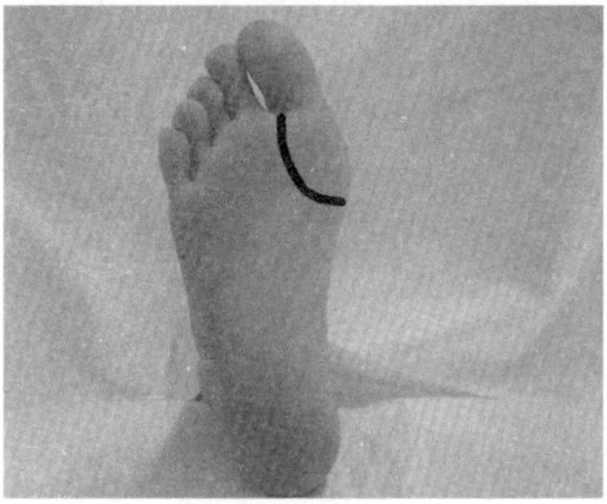

圖 4-23

【解剖位置】：甲狀腺是一個內分泌器官，呈

「H」形，分左、右葉及中間甲狀腺峽。左右葉貼於喉下部和氣管上部的兩側，上達甲狀軟骨中部，下至第六氣管軟骨環。

甲狀腺峽多位於第二～四氣管軟骨環的前方。甲狀腺分泌含碘的甲狀腺素，主要作用是促進機體新陳代謝，加速體內糖、脂肪和蛋白質氧化分解，維持機體正常生長發育，尤其對骨髓和神經系統發育十分重要。

【手法】：操作者一手固定受術者腳部，另一手拇指間關節沿「L」形離心方向推壓四～五次。

【主治】：甲狀腺功能亢進或減退、肥胖症、消瘦症、急慢性甲狀腺炎、亞急性甲狀腺炎、單純性甲狀腺腫大、失眠、急躁、手顫、嬰幼兒身材矮小、呆小症等。

【注意事項】：本反射區具有雙向良性調節作用，故在治療時應根據不同的病情採用不同的力度，對甲狀腺功能亢進者，手法宜重；而對甲狀腺功能減退者，手法宜輕。

17. 眼反射區

【定位】：位於雙腳第二趾與第三趾根部的內側，包括腳底和腳背兩個位置，右眼反射區在左腳，左眼反射區在右腳。（圖4－24）

【解剖位置】：眼球是一個視覺感受器，位於眶的前部，後端，由視神經連於間腦。眼能感受光波的刺激，由視神經的傳導，將光的衝動傳至大腦皮質的視覺中樞而產生視覺，而且還能幫助我們維持身體的平衡。

【手法】：施術者一手固定受術者腳部，另一手用拇指間關節或食指第一指間關節按壓反射區三～五遍，或由足外側向足內側推按三～五遍。

【主治】：結膜炎、角膜炎、近視、遠視、老花眼、青光眼、白內障、復視、眼底出血等眼部疾病。

【注意事項】：此反射區含有豐富的神經末梢，十分敏感，因此在按摩本反射區時，用力要柔和，緩慢加力，以受術者耐受為度。

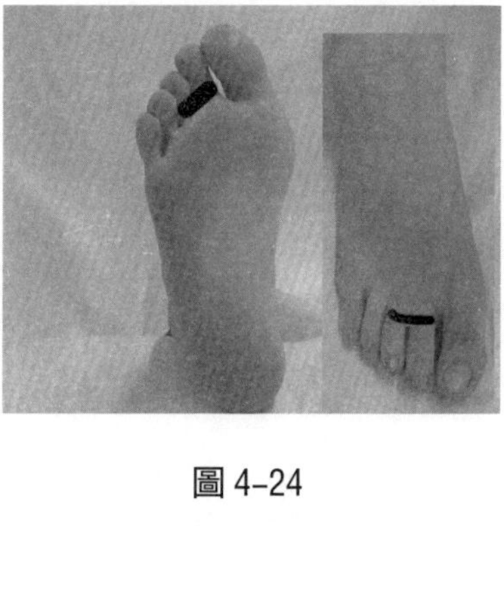

圖 4–24

18.耳反射區

【定位】：位於雙足第四趾與第五趾骨中間與根部，右耳反射區在左腳，左耳反射區在右腳。（圖4－25）

【解剖位置】：耳是一個聽覺感受器，包括外耳、中耳和內耳三部分。其中外耳和中耳是收集和傳導聲波的裝置，內耳有接受聲波和位覺刺激的感受器。故耳部對聽覺和維持平衡有十分重要的意義。

【手法】：操作者一手固定其腳部，另一手用拇指指間關節或食指第一指間關節按壓或按揉，三～五遍。

【主治】：急慢性中耳炎、神經性耳聾、外周性耳聾、耳鳴、平衡障礙及外耳道炎症等。

【注意事項】：此反射區含有豐富的神經末梢，十分敏感，故在按摩此反射區時，用力宜柔和，不可使用蠻力。

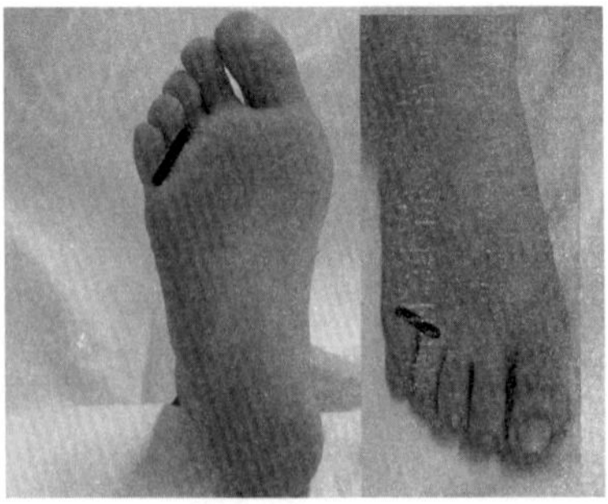

圖4-25

19.斜方肌反射區

【定位】：位於雙腳腳底，在眼、耳反射區的下方，第一～五趾骨根部與跖骨交界處，呈一指寬的橫帶狀區域。（圖4－26）

【解剖位置】：位於項部和背上部，為三角形的闊肌。該肌起自枕外隆凸，項韌帶及全部胸椎棘突，止於鎖骨外三分之一，肩胛骨的肩峰和肩胛岡。其作用是收縮時牽引肩胛骨向脊柱靠攏，並保護胸廓。

【手法】：施術者一手固定受術者腳部，另一手用拇指間關節從內向外下方向刮斜方肌反射區三～五遍。

【主治】：肩周炎、落枕、頸肩綜合徵、肩臂酸痛等症。

【注意事項】：斜方肌反射區位於關節周圍，故在按摩時應避免用暴力和蠻力，以免改變關節的位置。在用力方向上，必須從內上方括向外下方，而不能逆方向操作。

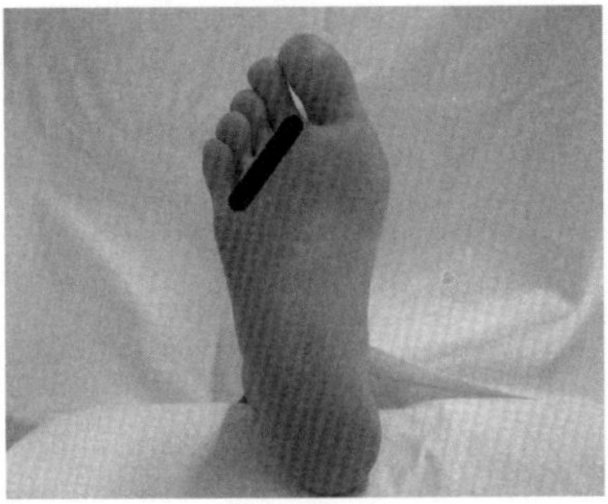

圖 4-26

20.肺・支氣管反射區

【定位】：位於雙腳斜方肌反射區下方，自甲狀腺反射區向外到肩反射區處的帶狀區域，寬約一橫指，以及橫帶中部向第三趾延伸，呈豎帶狀區域。（圖4－27）

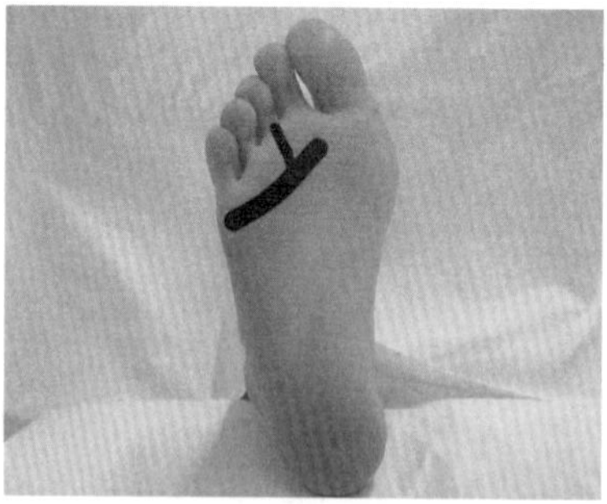

圖4-27

【解剖位置】：肺是呼吸系統最重要的器官，是進行氣體交換的場所，左、右各一。肺位於胸腔內，縱隔的兩側，膈的上方，肺尖高出胸廓上口，呈鈍圓形。左肺分為二葉，右肺分為三葉，左、右主支氣管在肺門處分出肺葉支氣管，肺葉支氣管入肺葉後再分為肺段支氣管，以下反覆分支，越分越細，最後形成呼吸性細支氣管和很小的肺泡管，每個肺泡管附有很多肺泡。

【手法】：操作者用雙手指的指腹，同時提刮雙腳的肺・支氣管反射區三～五遍。

【主治】：肺炎、支氣管炎、哮喘、肺氣腫、矽肺、支氣管擴張、咳嗽、咯血、胸悶、氣喘等症。

【注意事項】：在按摩此反射區前，可扒住腳的各趾，使其成微屈狀，也可輕微搓動腳部使其放鬆。在提刮肺・支氣管反射區時，只能從下向上提括，不能逆方向操作，以免加重病情。

21. 心臟反射區

【定位】：位於左腳第四、五跖骨頸之間，上界被肺反射區所覆蓋，下界與脾反射區相連。（圖4－28）

【解剖位置】：心是血液循環的動力器官，位於胸腔縱隔內，外面圍有心包，由韌帶懸於胸腔內，主要為心肌構成的中空器官。心臟夾在左、右肺之間，偏向左邊，其中三分之二位於左邊，三分之一位於右邊，其前方為胸骨和肋骨，後面有食道和脊椎，下面有橫膈，其大小與本人的拳頭相似。心臟不停的有節律地收縮和舒張，推動血液往復流動，體循環和肺循環組成人體一個完整的血液循環途徑。

【手法】：操作者一手固定受術者左腳，另一手用

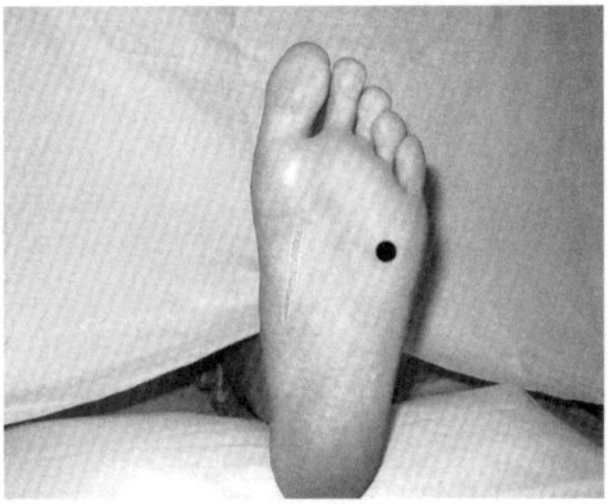

圖 4-28

拇指間關節或食指第一指間關節按壓心臟反射區三～五遍，逐漸加力。

【主治】：各種心臟病、冠心病、心律不整、心絞痛、心力衰竭、先天性心臟病、心肌梗塞、心慌、氣短、胸悶、高血壓等症。

【注意事項】：心臟是人體非常重要的器官，對有些危險性心臟病或急性心臟病手法要輕柔，而且在按壓時不要移位，否則會引起不良的後果。

22.脾反射區

【定位】：位於左腳腳底第四、五跖骨之間的基底部，心臟反射區下方約一橫指處。（圖4－29）

【解剖位置】：脾位於左季肋部，平對第九～十一肋，其長軸與第十肋一致，在肋弓下不能觸及。脾略呈橢圓形，質軟而脆，受暴力擊打時易破裂。脾是體內重

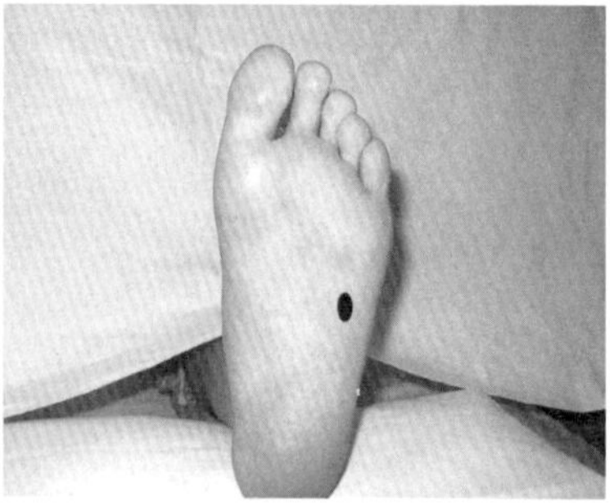

圖 4-29

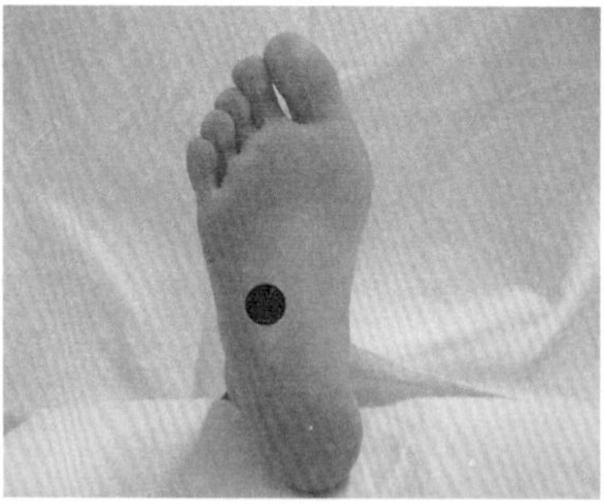

圖 4-30

要的淋巴器官，其主要功能是參與機體免疫反應，產生淋巴細胞，還能貯存血液。當急需時可將貯存的血液輸入血液循環中。

【手法】：操作者一手固定受術者左腳，另一手用拇指間關節或食指第一指間關節按壓脾臟反射區三～五遍，每次持續數秒或十幾秒。

【主治】：脾臟腫大、免疫力低下、貧血、血小板減少、消化不良、食慾不振、各種炎症、再生障礙性貧血、牙齦出血等症。

【注意事項】：按壓脾臟反射區時不能移位，也不能壓刮，用力要柔和深透。

23.肝臟反射區

【定位】：位於右腳腳底第四跖骨與第五跖骨間，上接肺反射區，與腹腔神經叢反射區有少量重疊。（圖4－30）

【解剖位置】：肝是人體中最大的腺體，也是最大消化腺。肝呈楔形，分為左、右兩葉，大部分位於右季肋區和腹上區，小部分可達左季肋區。肝的膈面基本與膈穹一致，其臟面鄰近腹腔器官。右葉下面與結腸右曲、右腎和十二指腸相接觸；左葉下面與胃前壁相接觸。肝的功能很複雜，主要功能有：參與糖、脂類、蛋白質、激素、維生素等的代謝；分泌和儲存膽汁，幫助腸道內脂肪的消化和吸收；排泄吞噬體內非營養性物質（包括有毒物質）、細菌、異物等，以保護機體。

【手法】：操作者一手固定受術者右腳，另一手用拇指間關節或食指第一指間關節從足趾向足跟外端按壓三～五遍。

【主治】：各種肝臟疾患，如急慢性肝炎、肝腫大、肝囊腫、肝硬化、腹瀉、黃疸、膽囊炎、膽石症、膽道蛔蟲症等。

【注意事項】：在按摩此反射區時，方向要由足趾向足跟外端施力，以利於代謝廢物的排泄，達到解毒的目的，便於肝功能的恢復。

24. 膽囊反射區

【定位】：位於右腳腳底第三、四跖骨之間，左肺反射區下方，肝反射區內側。（圖4—31）

【解剖位置】：位於肝右葉下面的膽囊窩內，上面借結締組織與肝相連，下面由腹膜覆被。膽囊形狀像鴨梨，長約八～十二公分，寬三～五公分，其內腔可容納四十～六十毫升的膽汁。膽囊的功能是儲存和濃縮膽汁。膽囊收縮可促進膽汁的排出，促進飲食物（主要是脂類）的消化。

【手法】：操作者一手固定受術者右腳，另一手定點向深部足跟方向頂壓或刮壓三～四次，按壓時要停留數十秒，逐漸加力，也可用足療器的磁性頭緩壓。

【主治】：急慢性膽囊炎、膽管炎、膽結石、黃疸、膽道蛔蟲、高血脂及消化不良引起的腹脹腹瀉、胃腸功能紊亂等。

【注意事項】：膽囊部位稍深，需用食指第一指間關節頂入，輔助手法必須配合用力。如果用器具，可先向第三、四跖骨間頂壓，得脹感後將器具的尖端向外頂壓出現痛感，施力大小根據病情的具體情況而變化。

25.胃反射區

【定位】：位於雙腳腳底第一跖趾關節下方約一橫指處，在甲狀腺反射區的下方。（圖4－32）

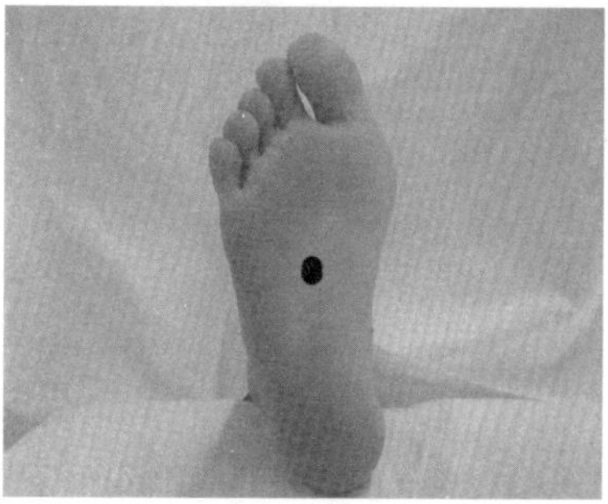

圖 4-31

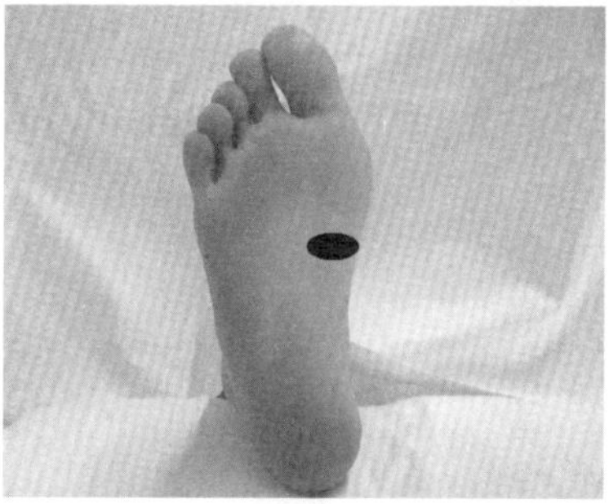

圖 4-32

【解剖位置】：胃是消化管中最膨大的部分，其形態和大小隨內容物的多少而不同。成年人胃容量可達三千CC，空虛時可縮成管狀。胃上接食管，下與十二指腸相連。當胃中等充盈時，其大部位於左季肋區，小部位於腹上區。賁門位於第十一胸椎左側，幽門位於第一腰椎右側。

胃具有受納食物、分泌胃液和進行初步消化的功能。

【手法】：操作者用一手固定受術者腳底，另一手拇指間關節或食指第一指間關節由輕到重頂壓三～六次，將頂壓的食指第一指間關節頂端稍向內側扭動，即可得到敏感點。

【主治】：各種胃部疾患，如急慢性胃炎、胃潰瘍、十二指腸球部潰瘍病、胃痛、胃脹、胃酸過多、消化不良、食慾不振、胃下垂等症。

【注意事項】：胃反射區位於第一跖趾關節下方，比胰敏感度稍差，可稍用力按壓。胃部不適患者應注意按摩此反射區，用力大小可視具體病情而定，急性胃病刺激量可稍大，慢性病證力量可稍輕。

26.胰反射區

【定位】：位於第一跖骨靠近基底部處，是胃和十二指腸反射區交叉點，遠側是胃反射區，近側是十二指腸反射區。（圖4－33）

【解剖位置】：胰位於胃的後方，位置較深，在第一、二腰椎水平橫貼於腹後壁。胰為長棱柱狀，可分為頭、體、尾三部分。胰是人體第二大腺體，重約一百克。胰主要分泌胰液和胰島素，胰液有分解蛋白質、醣類和脂肪的功能，胰島素能調節血糖代謝。

【手法】：操作者一手固定受術者腳底，用拇指間關節或食指第一指間關節由輕到重頂壓三～六次，當有壓痛時需停留一段時間，使力度滲透到深層組織。

【主治】：急慢性胰腺炎、糖尿病、消化不良等。

27.十二指腸反射區

【定位】：位於雙腳腳底第一跖骨近端，胃與胰腺

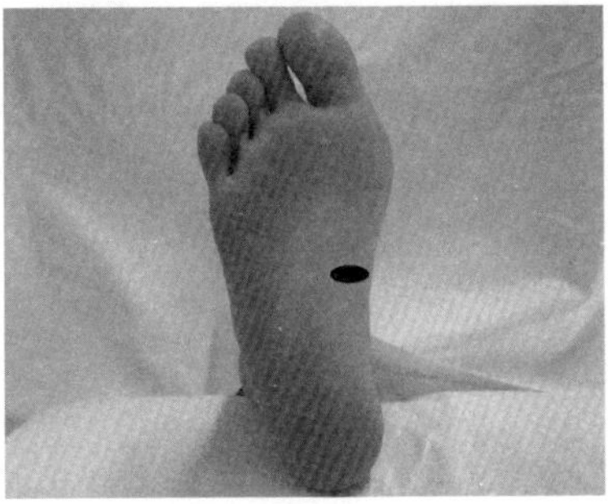

圖 4-33

反射區下方。（圖4－34）

【解剖位置】：十二指腸是小腸的起始段，長約二十五公分，上起於幽門，下續於空腸，呈「C」字形包繞胰頭，可分為上部、降部，水平部和升部。上部甚短，約在第一腰椎右側，起於幽門，續於降部。降部起於十二指腸上部，在降部中段腸腔後內側壁上有一縱行的黏膜皺襞，稱十二指腸縱襞。水平部又稱下部，起於十二指腸降部，橫過下腔靜脈至腹主動脈前面，移行於升部。升部自腹主動脈向左上方，再向前下轉折續於空腸。十二指腸是小腸開頭的一小段，大約有十二指併攏在一起長，因而得名。由小腸絨毛將食物營養進行吸收。

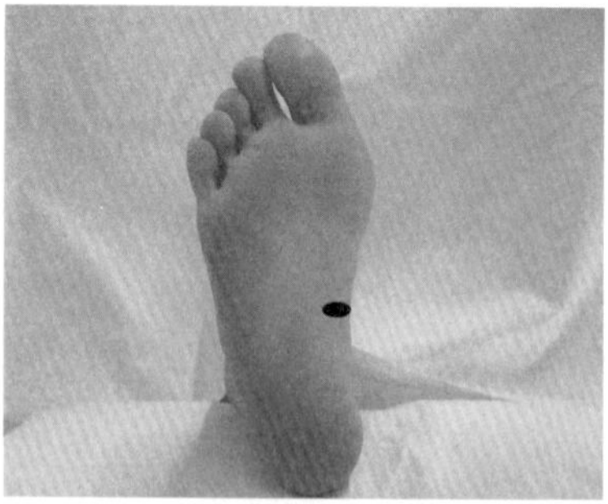

圖4-34

【手法】：以食指第一指間關節頂點施力，可自胃向十二指腸連續壓刮，也可直接向心按摩一～二分鐘，力量以受術者能耐受為度。

【主治】：胃及十二指腸疾患，如各種急、慢性胃炎、胃潰瘍、十二指腸球部潰瘍、胃痛、腹脹、消化不良、食慾不振等。

【注意事項】：手法可適當放鬆，受術者可採取比較舒適的坐位或仰臥位，手法力度要由淺到深，但以能忍受為度，比按摩胰反射區力度適當稍輕。

28. 小腸反射區

【定位】：位於雙足足底中部第一到第三楔骨、骰骨及舟骨所形成的凹形區域，為升、橫、降結腸、乙狀結腸所包圍。（圖4－35）

【解剖生理】：小腸分為三部分，除前面所講的十二指腸外，還包括空腸和回腸。空腸在第二腰椎左側起於十二指腸空腸曲，主要位於腹腔的左上部（左腹外側區和臍區）。回腸位於腹腔的右下部（臍區和右腹股溝區），其末端連接盲腸。小腸是消化道中最長的一段，也是消化食物和吸收營養的主要場所，小腸功能的好壞直接關係到機體所吸收的營養狀況。

【手法】：操作者一手固定受術者足底，另一手握拳，用食、中、無名、小指的第一指間關節和掌指關節，由足趾端向足跟刮壓三～六次。

【主治】：急、慢性腸炎，腸功能紊亂症、腹脹、

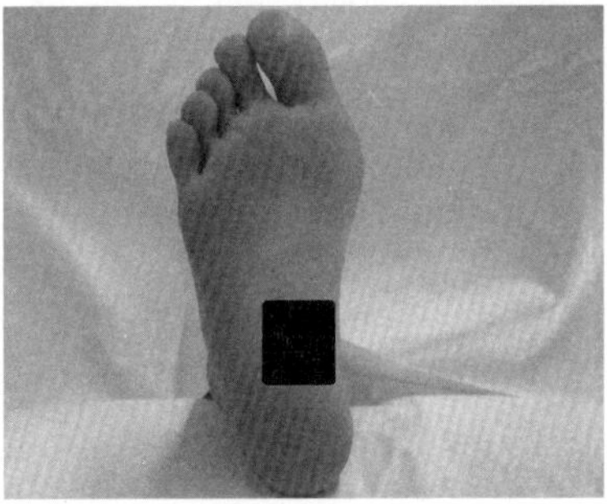

圖 4-35

腹瀉、營養不良、厭食、貧血等。

【注意事項】：此反射區面積較大，操作時力度可稍重，為避免擦破皮膚或使手法滯留，可塗上少許潤滑油。操作過程中為使手法穩固，可用操作手握住固定手的拇指，以達到更好效果。

29.盲腸・闌尾反射區

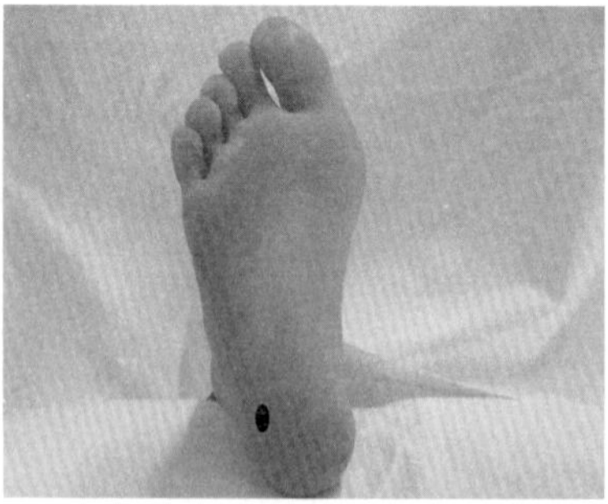

圖4-36

【定位】：位於右足足底，足跟的前緣外側，在第四、五趾間的縱軸線上。（圖4—36）

【解剖生理】：盲腸為大腸起始部，長六～八公分，一般位於右髂窩內。其後內壁連一形如蚯蚓狀的組織，稱為闌尾，其下端游離，一般長七～九公分。闌尾根部的體表投影在臍與右髂前上棘連線的中、外三分之一交界處，急性闌尾炎時，此處有壓痛及反跳痛。當大量殘渣、硬物進入闌尾時，易發生梗阻而發炎。

【手法】：術者一手扶持足背，另一手食指扣拳法定點頂壓四～六次。

【主治】：闌尾炎、下腹腹脹、盲腸炎等。

【注意事項】：操作時應定點按壓，不可移動，緩慢施力，逐漸加力，停留數秒鐘。

30.回盲瓣反射區

【定位】：位於右足底跟骨前緣外側，盲腸‧闌尾反射區的前方。（圖4－37）

【解剖生理】：回盲瓣位於右下腹，在盲腸左後上方有回腸末端的開口，即回盲口。在回盲口上、下緣各有黏膜皺襞，稱回盲瓣。回盲瓣可防止大腸內容物逆流入小腸，還可控制食糜過快的進入大腸。

【手法】：術者一手扶持足背，另一手用食指扣拳法定點向深部頂壓四～六次。

【主治】：消化系統疾病，如腹痛、腹瀉、腹脹、過敏性腸炎及回盲瓣功能失調導致的大腸內容物逆流入小腸等。

【注意事項】：操作時用力要穩，不可移動，由淺層向深層逐漸頂壓並持續數秒鐘。力度大小以受術者能

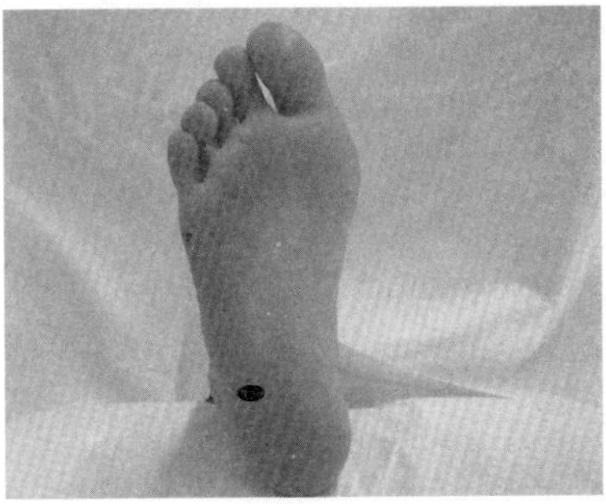

圖 4-37

忍耐為度。

31.升結腸反射區

【定位】：位於右足足底小腸反射區的外側，與足外側緣平行，從足跟骨前緣至第五跖骨底的帶狀區域。（圖4—38）

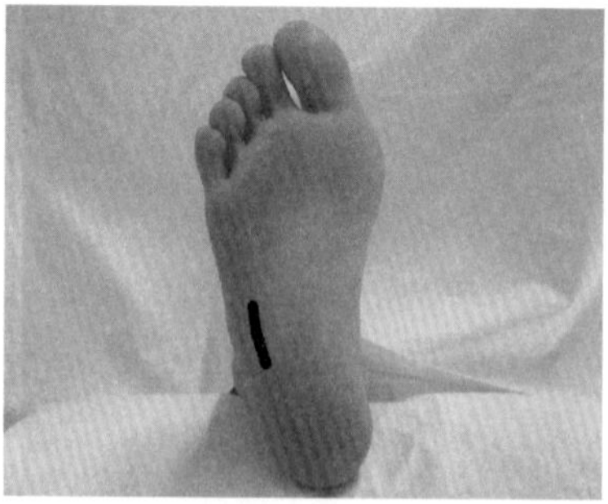

圖4-38

【解剖定位】：升結腸位於腹腔的右側，上接盲腸，在肝右葉下方移行於橫結腸。結腸位於盲腸和直腸之間，分為升結腸、橫結腸、降結腸和乙狀結腸四部分。

其主要作用是吸收食物殘渣中的水分，形成和排出糞便。此外，大腸內的某些細菌，還能合成對人體有用的維生素B族和維生素K等。

【手法】：操作者一手固定足底，另一手用拇指間關節沿足跟向足趾方向緩慢刮推。

【主治】：急、慢性結腸炎、便秘、腹瀉、腹脹、便血、結腸瘜肉、結腸腫瘤等。

【注意事項】：操作時手法的力度和方向可根據病情的不同而有所不同。一般而言，急性病手法宜重，慢性病和虛證手法宜輕。便秘者應順其走向推法，腹瀉應逆其走向推。

32.橫結腸反射區

【定位】：位於雙足足底中間，第一～五趾骨底與第一～三楔骨（即內、中、外側楔骨）、骰骨交界處，橫越腳底的帶狀區域。（圖4－39）

【解剖生理】：起始於結腸右曲，向左在脾的下端折轉而下，形成結腸左曲，移行於降結腸。其全部被腹膜所包圍，後方借橫結腸系膜附著於右腎、十二指腸與胰腺的前面，是結腸的第三部分，其作用與其他大腸段相同。

【手法】：操作者一手固定足底，另一手用拇指間關節順帶狀區域壓刮，左腳由內向外刮壓，右腳從外向內刮壓。

【主治】：急、慢性腸炎，結腸炎、腹痛、便秘、

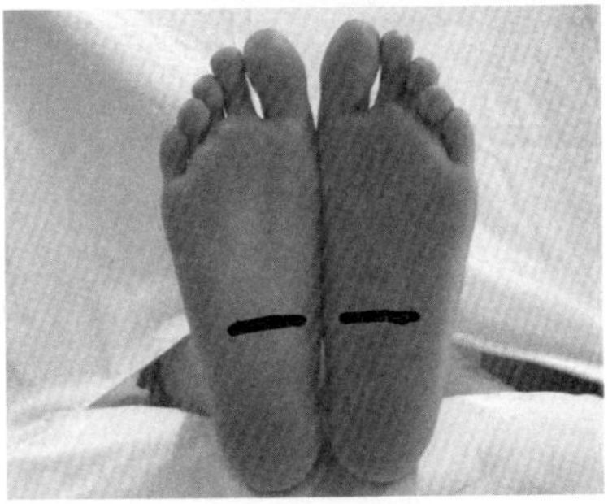

圖4-39

腹瀉等。

【注意事項】：操作時應有力、柔和、有節奏感，治療便秘時應順其走向操作，以與大便在結腸走向一致，促進腸蠕動；治療腹瀉時應逆其方向操作，以減緩腸蠕動。

33. 降結腸反射區

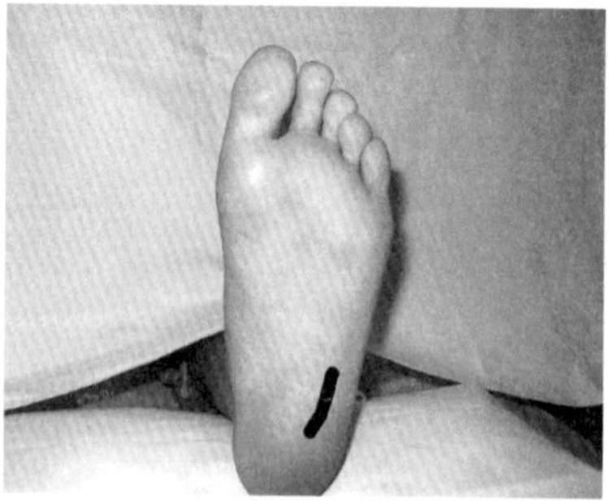
圖 4–40

【定位】：位於左足足底，由橫結腸反射區下行至跟骨前緣外側，與足外側平行的豎帶區域。（圖4－40）

【解剖生理】：起始於結腸左曲，沿腹後壁左髂嵴水平面移行於乙狀結腸。後面借結締組織附貼於腹後壁，是結腸的第四部分。

【手法】：操作者一手固定受術者左足足底，另一手用拇指間關節刮推此反射區，從足趾向足跟方向推移。

【主治】：消化系統疾患，如急慢性腸炎、腹痛、腹瀉、便秘、結腸瘜肉等。

【注意事項】：操作時應沿豎帶狀區域刮推，不可左右移動，手法做到均勻、柔和、滲透，做到輕而不浮，重而不滯。治療腹瀉時，手法應逆其走向操作，治療便秘時應順其方向操作。

34. 乙狀結腸・直腸反射區

【定位】：位於左足足跟前緣一橫帶區域，右足在肛門反射區外側一點上。（圖4—41）

【解剖生理】：乙狀結腸平左髂嵴處續於降結腸，呈乙字形彎曲，向下進入盆腔，至第三骶椎平面續於直腸。直腸上接乙狀結腸，下端至盆膈處續於肛管。

【手法】：操作者一手固定足底部，另一手拇指間關節從內向外刮推四～六次。

【主治】：乙狀結腸及直腸疾患，如急、慢性結腸炎，直腸炎、腹脹、腹痛、便秘、痔瘡等。

【注意事項】：操作時力度要大小適中，速度宜緩慢，均勻。

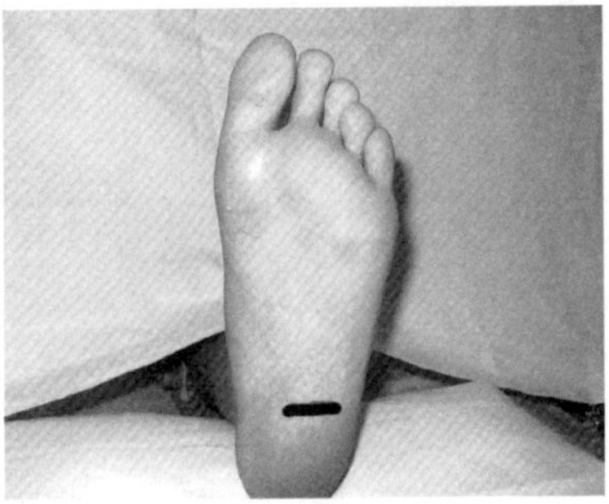

圖 4-41

35.肛門反射區

【定位】：位於雙足足底內側，足跟的前緣，直腸反射區的末端，約在拇展肌外側緣所形成的區域。（圖4—42）

【解剖生理】：肛門位於骶骨尾正前方四公分左右處，是直腸的下接處，具有控制和排出大便的功能。肛管接於直腸末端盆膈處，下端開口於肛門。肛管的平滑肌層為肌門內括約肌，有協助排便的作用，環繞在肛門內括約肌周圍的骨骼肌構成肛門外括約肌，起控制排便的作用。

【手法】：操作者一手固定足底，另一手以食指第一指間關節頂點頂壓，以酸痛為度。

【主治】：肛門周圍炎、痔瘡、肛裂、肛瘻、便秘、脫肛、直腸靜脈曲張、直腸癌等。

【注意事項】：頂壓時手不可移動，力量由輕到重。

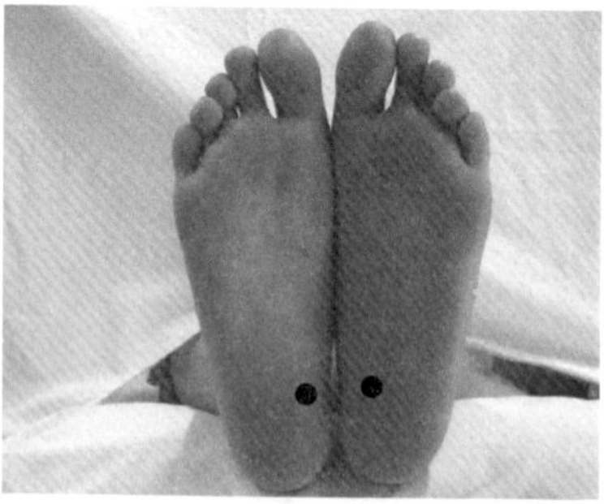

圖 4–42

36.生殖腺（睪丸、卵巢）反射區

【定位】：睪丸反射區位於雙足足底跟骨正中央，卵巢反射區在雙足外踝後下方的三角形區域。（圖4—43）

【解剖生理】：男性睪丸位於陰囊內，左、右各一，呈扁卵圓形，是產生精子和分泌男性激素的器官。女性卵巢位於盆腔內，是成對的實質性器官，呈扁橢圓形。它產生卵子並分泌女性激素，如卵泡素、孕酮（黃體酮），少量的男性激素。男性睪丸和女性卵巢都是生殖腺，亦稱性腺，是生殖系統的重要組成部分。

【手法】：操作者一手固定足底，睪丸反射區用食指第一指間關節頂點壓三～四次，卵巢反射區用拇指指腹或偏峰緩慢推運。

【主治】：男女性功能低下，男性陽痿、早洩、遺精、不孕不育、女性痛經、閉經、月經不調、更年期綜合徵、經期不適、子宮發育不良等。

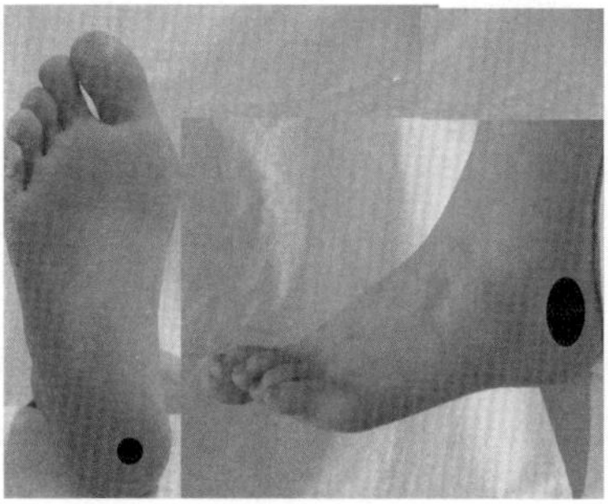

圖 4-43

【注意事項】：睾丸反射區敏感性較差，故用力宜重，有刺激感覺後持續數秒鐘。對於陽痿、早洩的人而言，應逆其方向操作。

37. 血壓點反射區

【定位】：位於雙足足底，拇趾趾骨間關節中點，靠近腳趾近節趾骨處，在頸反射區與舌、口腔反射區中間一點上。（圖4—44）

【解剖生理】：血壓點是個經驗點，刺激它可使大腦皮層對下丘腦植物神經系統的血壓調節功能恢復正常，具有雙向良性調節作用。

【手法】：食指第一指間關節定點按壓四～六次。

【主治】：高血壓、低血壓、心腦血管疾病等。

【注意事項】：頂壓時，不可移動食指關節，力量不宜過大。

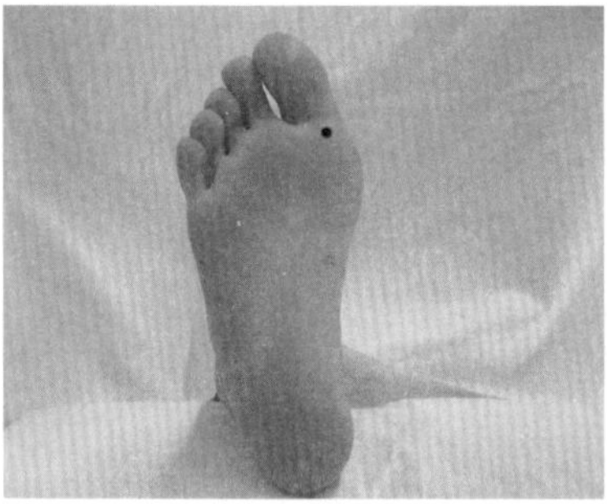

圖 4-44

(二)足內側反射區

38.頸椎反射區

【定位】：雙足拇趾內側近節趾骨處。(圖4—45)

【解剖生理】：頸椎位於脊椎的最上段，由七塊椎骨構成。頸椎的最大特點是橫突上有一橫突孔，裏有椎動、靜脈通過。椎體和椎體之間有關節突關節和鉤椎關節，從側面看，脊柱有四個生理彎曲，其中頸曲向前彎曲。整個脊柱有支持體重，保護脊髓及運動的作用。

【手法】：操作者一手固定足部，使內踝朝上，另一手用拇指端由遠端向足跟方向推四~六次。

【主治】：各種原因引起的頸椎病，如頸項強痛、落枕、頸椎骨質增生、頸椎關節錯縫、腦供血不足引起的眩暈等。

【注意事項】：在操作前，可先用熱毛巾敷於雙

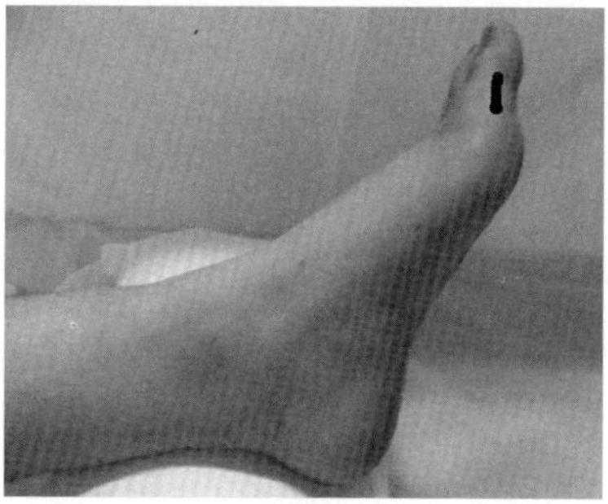

圖 4–45

腳，並用手掌擦腳的內側。在手法操作時，切不可猛然發力或用蠻力，因為此處較敏感，易出現不良反應。

39.胸椎反射區

【定立】：位於雙足弓內側，從第一跖骨小頭至第一跖骨粗隆處。（圖4－46）

【解剖生理】：胸椎共有十二塊椎骨構成，上接頸椎，下連腰椎。胸椎椎體間構成鉤椎關節和關節突關節，上下關節面基本呈額狀位。除此之外，胸椎還和肋骨構成肋小頭關節，肋橫突關節，因此，胸椎與胸椎之間連接穩定，活動度小，不易發生半脫位。

【手法】：操作者一手固定足部，使足內踝朝向上方，另一手用拇指指腹沿足弓內側緣胸椎反射區，從足趾向足跟方向推按四～六次。

【主治】：胸脇屏傷、胸椎錯縫、胸背酸痛等症。

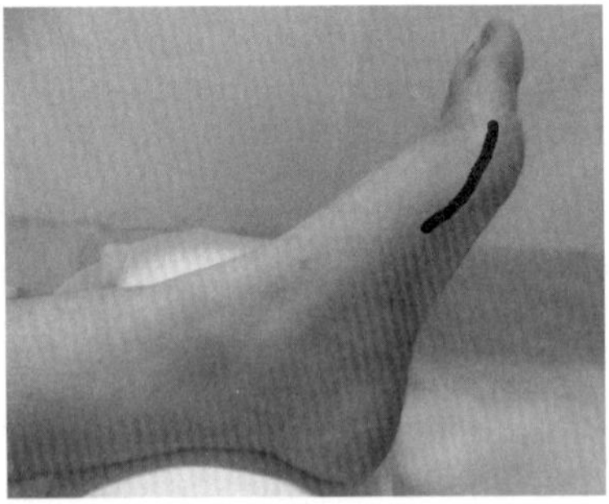

圖4-46

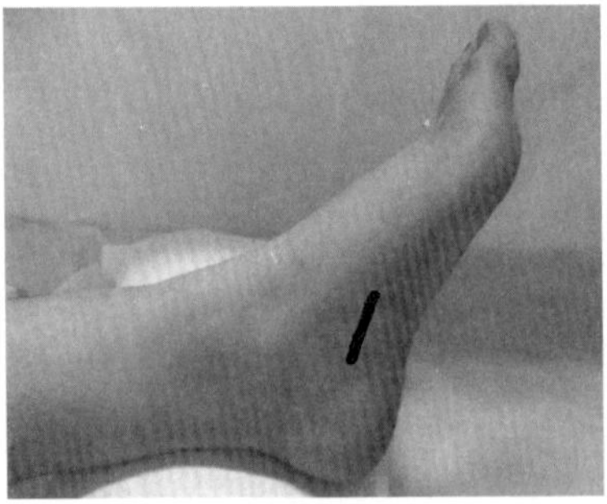

圖4-47

【注意事項】：操作時力度可稍重，並逐漸靠近第一跖骨骨膜，忌用暴力、蠻力。操作前用熱毛巾熱敷，並用掌擦腳內側。

40.腰椎反射區

【定位】：雙足足弓內側，第一楔骨至舟骨的下方，上接胸椎反射區，下連骶骨反射區。（圖4—47）

【解剖生理】：腰椎共五個，是椎骨中最大的，椎體肥厚。第三腰椎橫突最長，是整個腰部活動的中心，上下關節的關節面逐漸由額狀位變為矢狀位，因而腰部活動大。腰椎椎體之間有一纖維軟盤，稱為椎間盤，成人椎間盤因脫水而變薄，使腰椎失穩。

【手法】：用拇指指腹，沿足弓內側腰椎反射區，由足趾向足跟方向推壓四～六次。

【主治】：各種腰椎病變，如腰椎間盤突出症、腰椎肥大、第三腰椎橫突綜合徵、腰肌勞損、急性腰扭傷、椎體滑脫等病症。

【注意事項】：操作前用熱毛巾熱敷，並放鬆足內側。操作時應逐漸加力，對急性病證可用力稍重，對慢性病證用力稍輕。

41. 骶骨反射區

【定位】：位於雙足內側緣，距骨下方到跟骨止。上接腰椎反射區，後連尾骨反射區。（圖4－48）

【解剖生理】：骶骨呈三角形，由五個骶椎融合而成。骶骨上與第五腰椎相連構成腰骶關節，下與尾骨相連，兩側有耳狀面，與骼骨構成骶骼關節。

【手法】：操作者一手固定足部，使內踝朝上，另一手用拇指指腹從足尖向足跟方向刮推四～六次。

【主治】：坐骨神經痛、腰骶關節病變、骶骼關節病變、骶骼關節脫位、骶骨外傷、盆腔臟器疾患等。

【注意事項】：操作前用熱毛巾熱敷，並放鬆足內側，按摩足跟高處時應用力向上按壓，以獲得合適的刺激量。

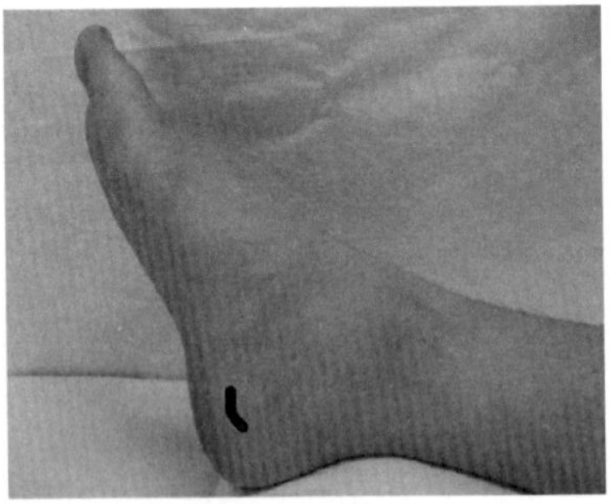

圖 4-48

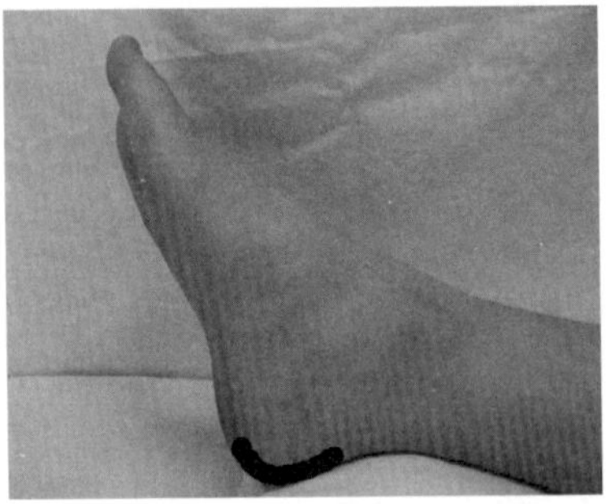

圖 4-49

42.內尾骨反射區

【定位】：雙足足跟內側，沿跟骨結節向後的「L」形區域。（圖4－49）

【解剖生理】：由四～五塊退化的尾椎融合而成，上端借軟骨和韌帶與骶骨相連，下端游離。具有維持身體平衡和固定脊髓的作用。

【手法】：操作者一手固定受術者足部，使足內踝朝上，用拇指指腹或偏峰刮壓此反射區，由跟腱自上而下刮壓至足跟四～六次。

【主治】：坐骨神經痛、腰腿痛、尾骨外傷後遺症、足跟痛、跟腱固圍炎、痔瘡、生殖系統疾病。

【注意事項】：操作前先放鬆足部，用熱毛巾熱敷足部，操作時用力可適當稍重。

43.前列腺・子宮反射區

【定位】：雙足足跟內側，內踝後下方，上小下大的梨形區域。（圖4－50）

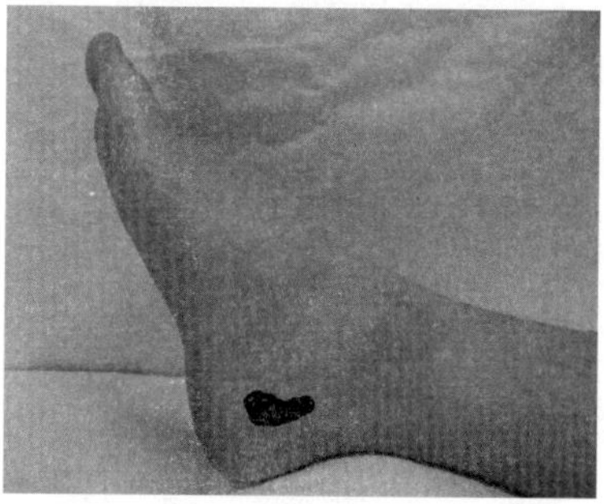

圖 4-50

【解剖生理】：前列腺為不成對的實質性器官，位於膀胱和尿生殖膈之間，包繞尿道起始部。其大小和形狀好像一個前後稍扁的栗子。前列腺分泌的液體是精液的主要組成部分。

女性子宮位於骨盆腔中央，在膀胱和直腸之間。前後略扁，呈倒置的鴨梨形，分為子宮底、子宮體、子宮頸三部分，是受精卵發育成長和妊娩胎兒的場所。

【手法】：操作者一手固定足部，使足內踝朝上，另一手用拇指指腹或偏峰由下向上推按此反射區四～六次。

【主治】：男性前列腺炎、前列腺肥大、遺精、陽痿、早洩、前列腺癌、月經不調、痛經、子宮內膜異位症、宮頸炎、更年期綜合徵等。

【注意事項】：操作前放鬆足部，用熱手巾熱敷足部，操作時應由梨形底部往上推按。

44.腹股溝反射區

【定位】：雙足內踝尖上方二橫指之凹陷處。（圖4－51）

【解剖生理】：位於骼前上棘和恥骨結節之間的一條溝，在下腹部兩側的三角形區域即為腹股溝區。在腹股溝的深層有腹股溝韌帶，其內側上方有一腹股溝管，男性內有輸精管、輸精管動脈、睪丸動脈、生殖股神經的生殖支等通過；女性腹股溝管裏的子宮圓韌帶通過。

【手法】：拇指指腹按揉四～六次。

【主治】：主要治療生殖系統疾病，如遺精、陽痿、早洩、不育症、性功能低下、斜疝、腹股溝淋巴結腫大、精索靜脈曲張。

45.下身淋巴結

【定位】：位於雙足內踝尖前方，距骨、舟骨之間的凹陷處。（圖4—52）

【解剖生理】：下身淋巴結，指肚臍平面以下，包括腰部，盆腔部、下肢部的淋巴結群，是重要的免疫器官，能吞噬侵入體內的細菌，病原微生物等，防止病菌

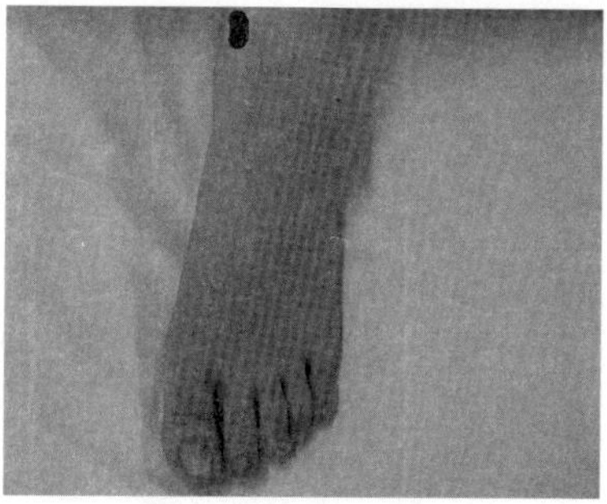

圖 4–51

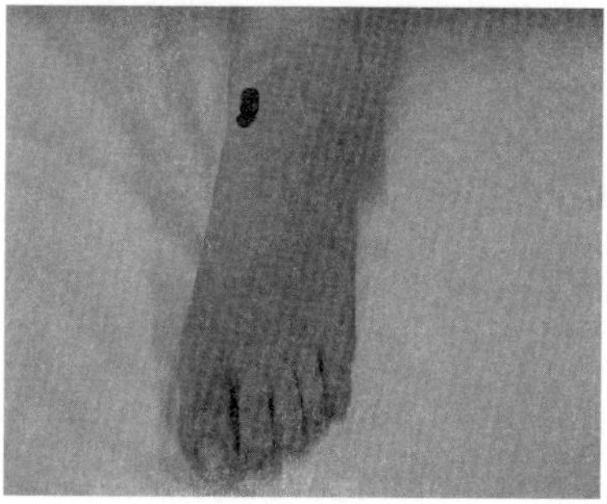

圖 4–52

進一步擴散，這時淋巴結內的淋巴細胞迅速增殖，體積增大，皮下可觸及一腫大的淋巴結。

【手法】：拇指指腹定點按揉四～六次。

【主治】：各種炎症，如發熱、水腫、局部的腱鞘囊腫、免疫力低下、癌症等。

【注意事項】：在按摩下身淋巴結時還需配合相應器官、組織的反射區，這樣才能收到良好的效果。

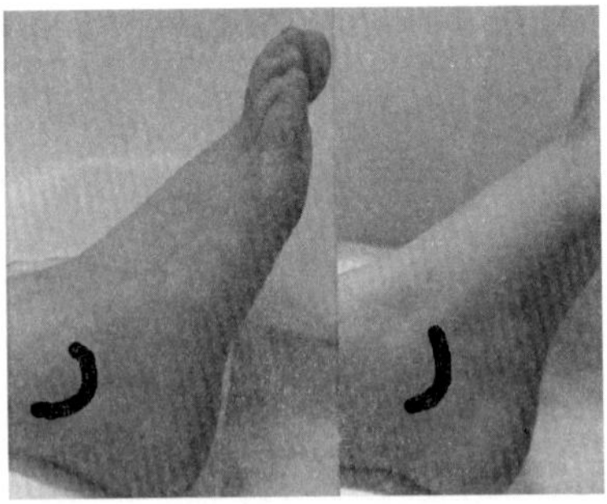

圖 4–53

46.髖關節反射區

【定位】：其位置有二，一為雙足內踝尖下方的弧形區域；一為外踝尖下方的弧形區域。（圖4－53）

【解剖生理】：髖關節由股骨頭和髖臼構成，關節囊十分堅韌，外有髂股韌帶、坐股韌帶等加強，因而穩固性強，可作伸屈、內收、外展、內旋、外旋等各種動作，主要起負重和行走的功能。

【手法】：用拇指指腹按壓此處四～六次，緩慢加力，使之有脹痛感後持續數秒鐘。

【主治】：髖關節炎、各種原因引起的髖關節疼痛、腰腿痛、行走不利、髖關節脫臼等。

【注意事項】：操作時應緩慢加力，不可使用暴力，蠻力。

47. 直腸・肛門反射區

【定位】：脛骨內側後方，內踝尖上三寸以內的帶狀區域。（圖4－54）

【解剖生理】：在骶、尾骨的前方為直腸，上端接乙狀結腸，下端續於肛管，肛管為大腸的末段，下端開口於肛門，有暫時儲存並排出糞便的作用。

【手法】：用拇指指腹沿此反射區向上推按四～六次。

【主治】：內痔、外痔、混合痔、便秘、肛裂、肛竇炎、直腸炎、直腸癌等。

【注意事項】：此處刺激可稍重，待推按至反射區

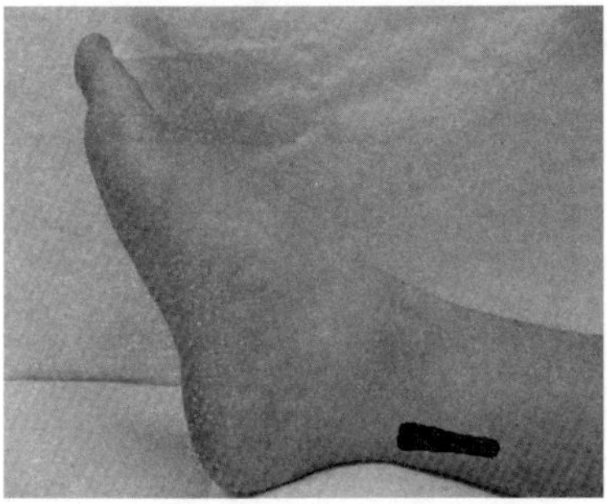

圖 4-54

末端時可定點按壓，持續數秒鐘。

48.坐骨神經反射區

【定位】：位置有二，內側坐骨神經位於雙足內踝尖沿脛骨後緣直上至脛骨內側髁止；外側坐骨神經位於雙足外踝尖沿腓骨後緣直上至腓骨頭止。（圖4－55）

【解剖生理】：坐骨神經是全身最粗大的神經，是骶叢的一個主要分支，經梨狀肌下孔出骨盆，經臀大肌深層至大腿後側，在膕窩上角附近分為脛神經和腓總神經，主要支配大腿肌後群、小腿肌後群、小腿肌外側群等。

【手法】：用拇指指腹在足內、外踝尖分別沿坐骨神經反射區向上推按至脛骨內側髁或腓骨頭。

【主治】：坐骨神經痛、腰椎間盤突出症、中風後遺症、腰腿痛等症。

【注意事項】：此反射區刺激可稍重，以出現脹痛感為度。

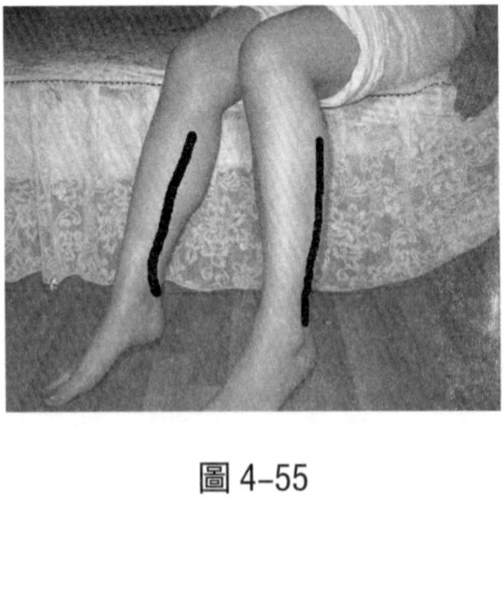

圖4-55

(三)足外側反射區

49.尾骨外側反射區

【定位】：位於雙足跟外側，沿跟骨結節後方外緣一帶狀區域。（圖4－56）

【解剖生理】：尾骨的解剖和生理已在內尾骨反射區敘述，這裏就不贅述。

【手法】：拇指固定在足跟部，以食指橈側緣著力，沿足跟自上而下鉤刮至跟骨外側緣。

【主治】：腰腿痛、坐骨神經痛、腰椎間盤突出症、尾骨外傷綜合徵、痔瘡、足跟痛、跟骨骨刺等。

【注意事項】：操作時應逐漸加力，以酸痛為度，在鉤刮時動作要連貫，自然。

50.下腹部反射區

【定位】：雙足腓骨後方，外踝尖後方向上三寸內

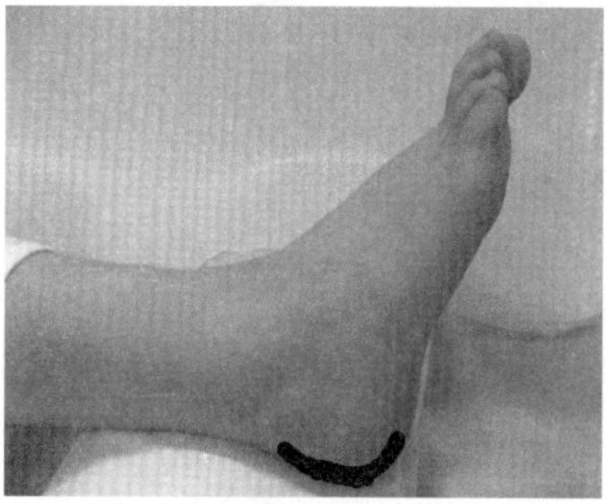

圖 4-56

的帶狀區域。（圖4—57）

【解剖生理】：下腹部主要指盆腔內臟器，包括泌尿器、生殖器及消化管的盆內部分。盆腔內前方為膀胱和尿道，後方是直腸，兩者之間為內生殖器，包括男性的輸精管，精囊及前列腺和女性的卵巢、輸卵管、子宮、陰道。

【手法】：用拇指指腹由內踝尖後方向上推按四～六次。

【主治】：痛經、閉經、月經不調、子宮內膜異位症、更年期綜合徵、慢性盆腔炎、性功能低下等。

【注意事項】：拇指指腹推按時力度可稍大，以出現脹痛為度，但忌用蠻力、暴力，應逐漸加力。

51. 膝反射區

【定位】：雙足外踝下方，足底外側跟骨與骰骨之間的凹陷處。（圖4—58）

【解剖生理】：膝關節是人體內最大、最複雜的關節，由股骨內、外側髁和脛骨內、外側髁以及髕骨構

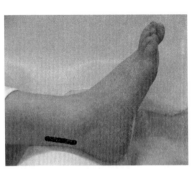

圖 4–57

成。其前方有髕韌帶，兩側有內側副韌帶、外側副韌帶，關節腔內有前、後交叉韌帶。膝關節可作屈伸運動和輕度的旋內旋外運動。

【手法】：用食指第一指間關節頂點定點頂按四～六次。

【主治】：膝關節腔積液、半月板損傷、內、外側副韌帶損傷、退行性膝關節炎、膝關節創傷性滑膜炎等症。

【注意事項】：該反射區對老年人防治膝關節退行性改變十分重要，因此應重點按摩，以出現酸痛感為佳。

52.肘反射區

【定位】：雙足外側第五跖骨基底部前後方的凹陷中。（圖4—59）

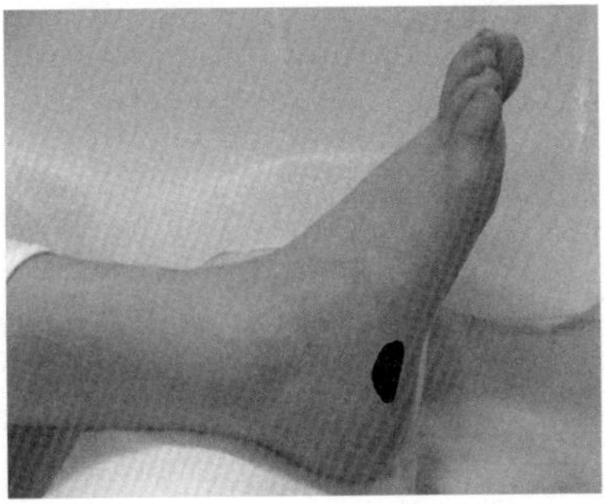

圖 4–58

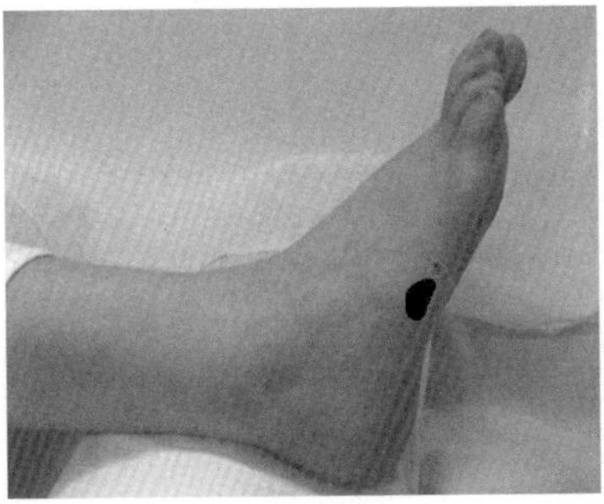

圖 4–59

【解剖生理】：肘關節由肱骨下端和橈、尺骨上端構成，包括肱橈關節、肱尺關節、橈尺近側關節。這三個關節在一個共同的關節囊內，兩側有橈側副韌帶和尺側副韌帶加強。肘關節可作屈伸運動及參與前臂的旋前、旋後運動。

【手法】：用食指第一指間關節頂點定點按壓四～六次。

【主治】：肱骨外上髁炎、肱骨內上髁炎、肘關節扭挫傷、尺骨鷹嘴滑囊炎等。

【注意事項】：按摩此反射區力量可稍重，但應避免按壓在第五跖骨基底部（即骨突處）。

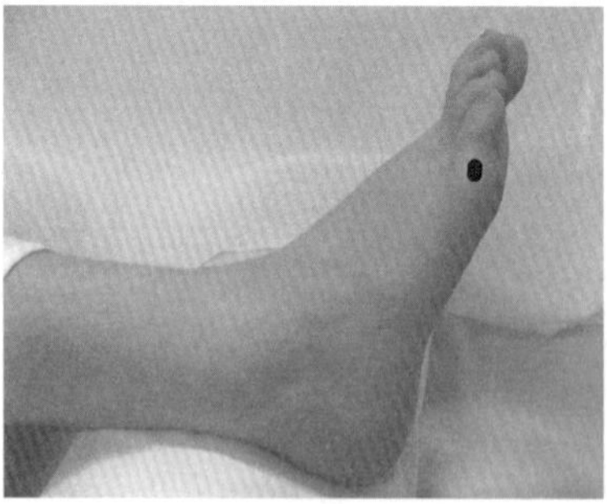

圖 4-60

53. 肩反射區

【定位】：雙足外側第五跖趾關節處。（圖4－60）

【解剖生理】：肩由肩胛骨關節盂和肱骨頭構成，其特點是肱骨頭大，關節盂小而淺，關節囊薄而鬆弛，因而易發生脫位。肩關節為運動最靈活的關節，可作屈、伸、外展、內收、旋內、旋外、環轉等運動。中年時期肩關節周圍的軟組織極易發生無菌性炎症，影響肩關節功能。

【手法】：用食指第一指間關節頂點定點按壓四～六次。

【主治】：肩周炎、頸肩綜合徵、肩袖損傷、肩關節炎、肩背疼痛、肩關節活動障礙等。

【注意事項】：按壓時力量由輕到重逐漸加力，至有酸痛感時持續按壓數秒鐘。

54. 肩胛骨反射區

【定位】：雙足足背外側，沿第四、五跖骨骨縫，延伸到骰骨頭處向兩側分叉的一條帶形區域。（圖4－61）

【解剖生理】：肩胛骨是三角形的扁骨，位於背部外上方，介於第二～七肋骨之間，分別與肱骨頭和鎖骨相關節。

【手法】：雙手拇指指腹由足趾向足跟方向推按，

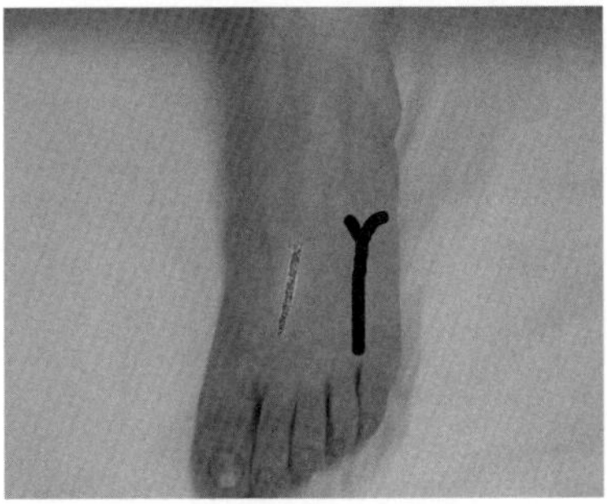

圖 4-61

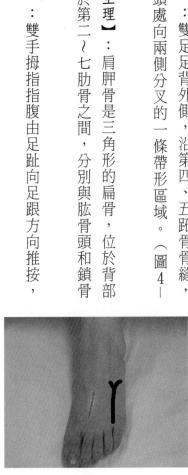

至骰骨骨突處改為分推。

【主治】：肩胛間綜合徵、菱形肌損傷、肩背酸痛、肩關節周圍炎、肩關節活動障礙等。

【注意事項】：操作時兩手配合要協調，動作流暢、自然，用力適中。

(三)腳背反射區

55.上頜反射區

【定位】：雙足拇趾背側趾間關節的橫紋前方的帶狀區域。（圖4—62）

【解剖生理】：上頜位於面顱中央，上頜骨下緣游離，有容納上頜牙根的牙槽。

【手法】：用拇指指腹由外向內推按四～六次。

【主治】：牙痛、牙周炎、牙齦炎、牙髓炎、齲齒、打鼾、臉部美容等。

【注意事項】：在沿帶狀推按時應連貫，自然，做到重而不滯，輕而不浮。

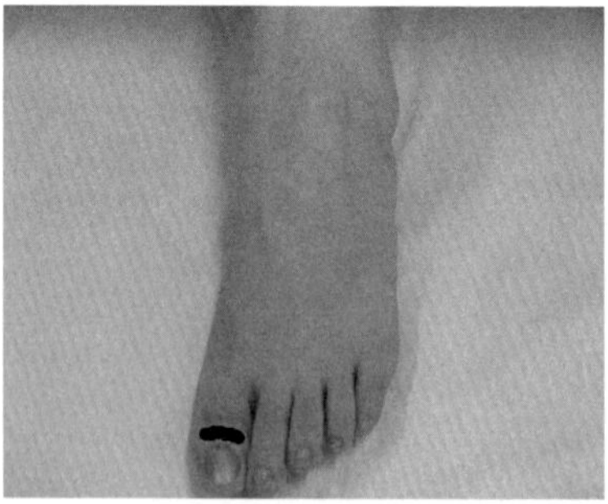

圖 4-62

56.下頜反射區

【定位】：上頜反射區後方，雙足拇趾背側趾間關節後方的帶狀區域。（圖4—63）

【解剖生理】：在上頜骨下方，分為一體及兩支。下頜體居中央，其上緣有容納下頜牙根的牙槽。下頸體為一長方形骨板，其上緣有兩個突起：冠突和髁突。

【手法】：用拇指指腹由外向內推按四～六次。

【主治】：牙痛、牙周炎、牙齦炎、牙髓炎、齲齒、顳下頜關節炎、打鼾、臉部美容等。

【注意事項】：在沿帶狀區域推按時動作要連貫，自然，力量適中。本反射區有美容效果，女性可重點按摩此反射區。

57.扁桃體反射區

【定位】：雙足拇趾第二節背側，肌腱的左右兩

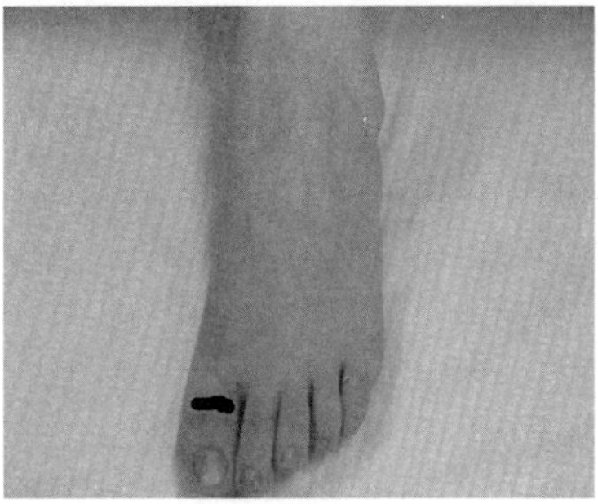

圖 4-63

邊。（圖4—64）

【解剖生理】：位於口與咽喉之間，由淋巴組織構成，它是口腔通向咽喉的門戶。當人體發生上呼吸道感染時，扁桃體會腫大、疼痛，並遏制病菌，因而是人體一個重要的免疫器官。

【手法】：雙手拇指指腹定點按壓該反射區四～六次。

【主治】：感冒、急、慢性扁桃體炎、咽炎、上呼吸道感染等。

【注意事項】：按摩該反射區時手法不宜太重，應緩慢加力，並注意觀察受術者的反應，用力時兩拇指指要斜向上方。

58.胸部淋巴結

【定位】：雙足足背第一二跖骨之間骨縫處一帶狀區域。（圖4—65）

【解剖生理】：胸部主要有支氣管肺淋巴結（即肺門淋巴結）以及胸導管，氣管支氣管淋巴結、氣管旁淋巴結、胸腺等。胸腺既是一個淋巴器官，又是一個內分

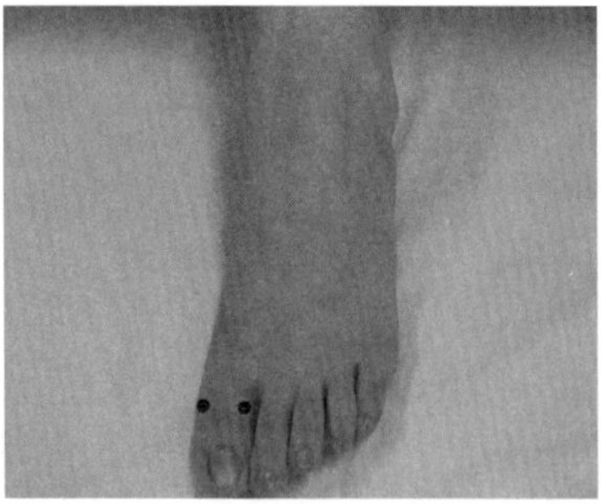

圖 4-64

泌器官。

【手法】：用拇指指腹沿胸部淋巴結反射區由近端向遠端推按四～六次。

【主治】：各種炎症、發熱、急性乳腺炎、乳腺增生、白血病、白細胞減少、再生障礙性貧血、癌症、免疫力低下等。

【注意事項】：本反射區有抗炎、抗癌及增強免疫力的能力，在操作過程中應力求出現良好的脹痛感，這樣療效才會更佳。

59內耳迷路（平衡器官）反射區

【定位】：雙足足背第四、五趾趾關節凹陷處。

（圖4—66）

【解剖生理】：內耳迷路是前庭蝸器的主要部分，位於鼓室與內耳道底之間，內有位覺、聽覺感受器，故

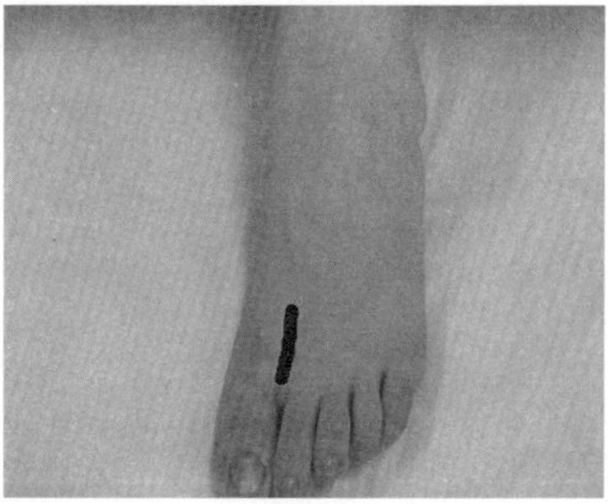

圖 4-65

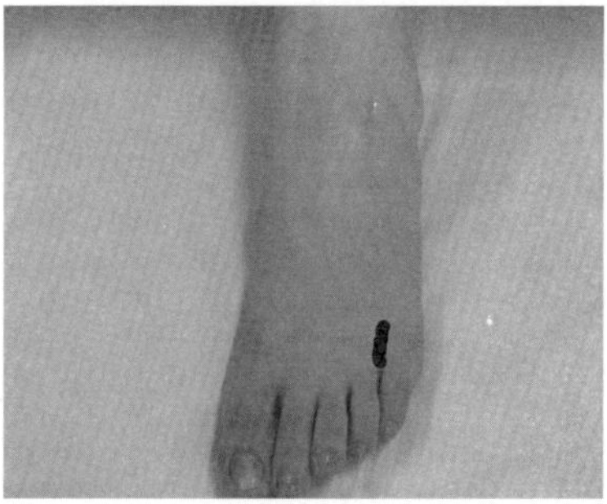

圖 4-66

又稱為平衡器官。迷路分為骨迷路和膜迷路兩部分，前者分為前庭、骨半規管、耳蝸三部分，後者分為橢圓囊、球囊、膜半規管和蝸管。

【手法】：用拇指指腹沿足趾向足跟方向推按四～六次。

【主治】：眩暈、高血壓、低血壓、美尼爾氏綜合徵、椎動脈型頸椎病、暈車、暈船、暈飛機、耳鳴、耳聾等。

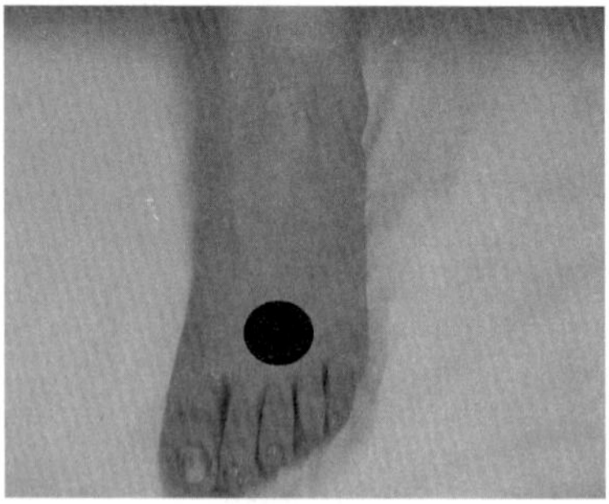

圖 4-67

【注意事項】：操作時手法可稍重，以獲得明顯的酸痛感為度。

60.胸反射區

【定位】：雙足足背第二、三、四跖骨所形成的圓形區域。（圖4－67）

【解剖生理】：胸部位於頸項和腹部之間，以胸廓為支架，其上界為胸鎖關節、鎖骨下緣，下界為劍胸結合向兩側沿肋弓分界。胸腔內有縱隔、肺及胸膜囊等器官組織。

【手法】：用雙手拇指橈側羅紋面從腳趾向足跟方向推按四～六次。

【主治】：胸悶、胸痛、胸脇屏傷、三叉神經痛、乳腺炎、乳腺小葉增生、經前乳房脹痛、產後乳汁過少等。

【注意事項】：該反射區面積較大，推按時應覆蓋整個反射區，力度可稍重，以受術者能忍受為度。

61.膈（橫膈膜）反射區

【定位】：雙足足背楔骨、骰骨與跖骨相關節處，橫跨足背內、外側的帶狀區域。（圖4－68）

【解剖生理】：膈介於胸腔和腹腔之間，封閉胸廓下口。膈上有三個裂孔，即主動脈裂孔，食管裂孔，腔靜脈孔。膈肌是主要的呼吸肌，當吸氣時，膈肌收縮，位置下降，胸腔容積擴大；當呼氣時，膈肌舒張，位置上升，胸腔容積減小。

【手法】：用兩拇指指峰或食指間關節橈側緣由中

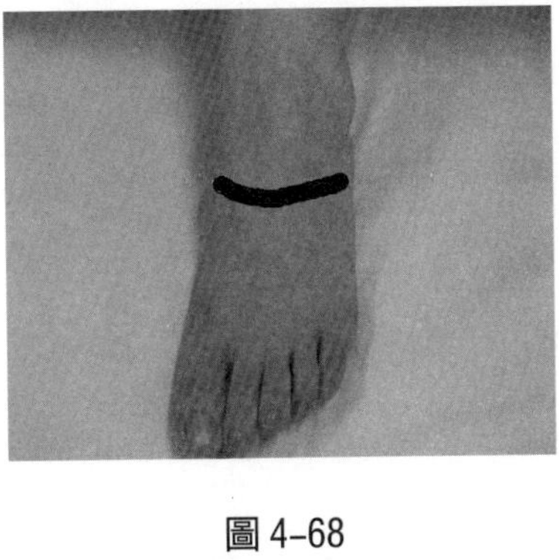

圖4-68

間向兩側刮推四～六次。

【主治】：膈肌痙攣引起的呃逆、噁心、腹脹腹痛等。

【注意事項】：操作時由中間向兩側進行，用力要均勻、柔和、逐漸加力，但用力不宜太重。

62. 肋骨反射區

【定位】：位置有二，內肋骨在雙足足背第一楔骨和舟骨之間三角形區域；外肋骨在第三楔骨與骰骨之間三角形區域。（圖4－69）

【解剖生理】：肋骨為細長弓狀的扁骨，其前端接肋軟骨，後端為肋頭，肋骨與胸骨、脊椎共同構成保護胸內器官的骨性支架。

【手法】：拇指指腹定點按揉四～六次，以酸痛為度。

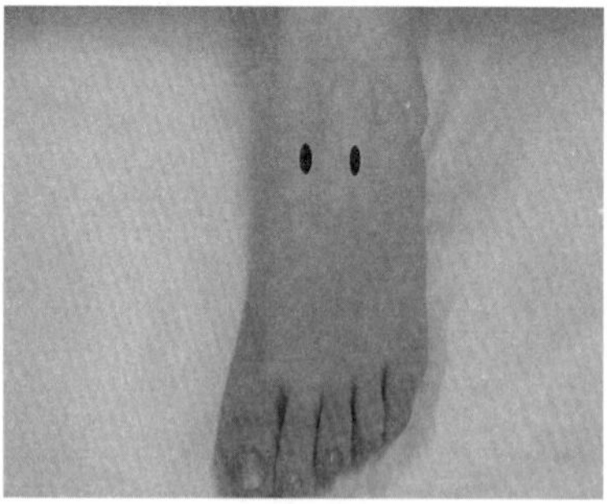

圖 4-69

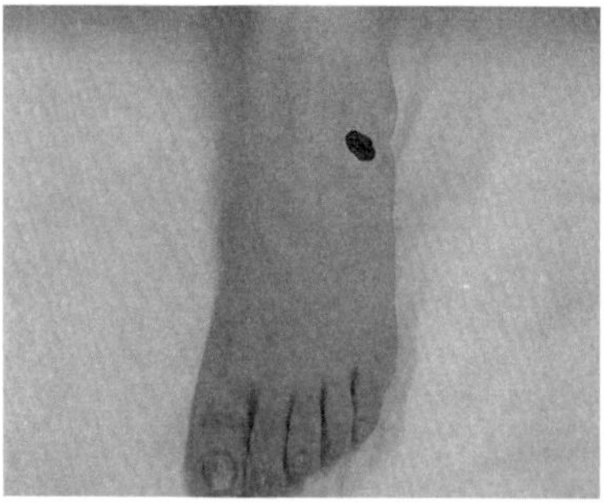

圖 4-70

【主治】：肋軟骨炎、胸神經痛、胸脇屏傷、胸悶、胸痛、胸膜炎等。

【注意事項】：按摩該反射區時力度可稍重，緩慢加力，以出現酸痛為度。

63.上身淋巴結反射區

【定位】：雙足足背，外踝前方，距骨、舟骨、骰骨之間的凹陷處。（圖4—70）

【解剖生理】：上身淋巴結，主要指肚臍平面以上、頸部以下，包括胸部和上肢的淋巴結。上身淋巴結是重要的免疫器官。

【手法】：各種炎症、發熱、子宮肌瘤、囊腫、免疫力低下、癌症。

【注意事項】：操作不要移動，以免按壓在骨膜上，由輕及重逐漸加力。

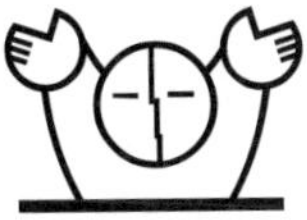

足部保健按摩及自我按摩

一、概　述

早在二千多年前，人們就知道保健防病的重要性，如中國醫學經典著作《黃帝內經》云：「不治已病，治未病。」又云「上工治未病」，這些說明了未病先防，防重於治的重要性。

現代醫學研究表明，人類自然壽命應該可以達到一百一十五～一百四十歲，而實際我國平均壽命只有七十多歲。引起人類過早衰老死亡的原因除環境因素和社會因素外，還有一個重要原因是免疫機能不足，失去或降低了對付感染的免疫力。

所以，要防治疾病，延長人體壽命，提高生活品質，就必須調節人體免疫機能，提高人體抗病能力。

人體有一套完美的免疫系統，它由吞噬細胞、免疫球蛋白、淋巴細胞組成，構成了抵抗病原體侵襲的重要屏障。免疫系統越強，對病毒的防禦就越強，染病機會就越小，治療就越容易。現代醫學研究表明，對足部反射區按摩，可以加快血液循環，使人體血清中免疫球蛋白含量上升，增強白細胞吞噬能力，促進淋巴回流，從而增強人體免疫力，有效地防治疾病。

所以，一九九〇年七月在日本東京舉行的足部反射區健康法的國際研討會上，聯合國世界衛生組織執委溫貝爾格女士提出：「足部反射區健康法的努力方向，與世界衛生組織對健康的廣義概念是一致的。」我國衛生部也對足部按摩的保健作用予以肯定，並指出：「足部反射區健康法是一種簡便易行、效果顯著、無副作用的防疾治病自我保健方法，尤其是對中、老年人的自我保健更具有現實作用。」

中國醫學認為，對各足部反射區的按摩，可以調節相應臟腑組織功能，疏通經絡，調和氣血，平衡陰陽，從而能防病治病，延年益壽。

由於足部按摩是自然物理療法，安全，無毒副作用，簡便易學，容易掌握，效果顯著，而且不受時間和條件的限制。因而是一種理想的保健方法，值得大力推廣。

從目前來看，足部保健按摩主要有兩種方式：一種是到正規足部按摩場所，請專業人士對全足進行系統的全面按摩，並針對病變部位進行重點按摩。其特點是：效果好，但費時、費金錢。

另外一種是自我按摩，根據需要有選擇地在足部一定部位進行施術，其特點是：方便、省事，可以因時、因地制宜，但效果稍差。

不管採取哪一種方式，都要持之以恆，這樣才能收到良好的保健效果。

二、按摩前的藥物泡腳

在足部保健按摩之前，一般要配合藥物泡腳，這樣既可以清潔足部，殺菌消毒；又可以促進局部血液循環，發揮水的浮力、靜水壓力、水中微粒運動產生的摩擦及水溫的良性刺激作用，同時，中藥及其他物質的有效成分經腳部皮膚、毛孔、穴位等滲透吸收而發揮作用，對局部和全身的血液循環、新陳代謝、肌肉活動等產生良性影響，起到消除病毒，緩衝緊張情緒的作用，以提高足部保健按摩的療效。

正因為於此，北京四大名醫之一的施今墨先生，常年堅持每晚用花椒水浴足進行保健。民諺云：「春天洗腳，升陽固脫；夏天洗腳，暑濕可祛；秋天洗腳，肺潤腸濡；冬天洗腳，丹田溫灼。」這是頗有道理的。

用來泡腳的浸泡液有很多，如中藥、牛奶、香精油、磁化水、礦泉水等等，但最常用的是中藥和牛奶。牛奶浸泡液具有爽膚、療膚的效果，尤其是在又熱又倦的時候更為適宜，它能使毛孔收縮，對足部有輕微刺激感，並能使足部皮膚光滑美白，在女性中頗受歡迎。

中藥浸泡液是根據中醫內病外治原理，通常選用一些具有散寒祛濕、溫經通絡、活血化瘀的中藥針對具體病情選用的中藥來製取浸泡液，由對足部皮膚的藥物刺激，達到調節全身和局部機能狀態的目的，能有效防治腳癬、腳臭、腳汗過多、足跟痛、凍瘡、肢體關節疼痛、麻木、感冒、失眠、高血壓、夜尿頻多、週期性偏頭痛等病症，多適用於中老年人，特別是男性。

根據需要選用不同的浸泡液注入水盆中，適當添加冷、熱水（水量與藥量的比例大約為10：1），總量以能淹過足踝為好，充分攪拌後，調好水溫，水溫以45℃左右為宜（患有心臟病、高血壓，胃、十二指腸球部潰瘍者，如果感覺45℃左右水溫太燙，可自行調整自己合適的水溫）。

把雙腳放入盆內，兩腳互相搓動，以促進水的流動，當水溫下降時，可用杯子添加熱水保持水溫。通常浸泡十～十五分鐘，以雙腳成紅色或粉紅色，全身感到暖和，手心、腋下或額頭微微出汗，表示末梢循環已經改善，這是判斷是否達到保健效果的一項標準。

浸泡完畢後，將雙腳抬起，倒掉水盆裏面的藥液，再向盆中倒入溫水，水溫以感到舒適為度，水量以淹沒小腿三分之一左右為度，將雙腳放入水中，齊膝以下將雙腳澆濕，塗上沐浴露，反覆搓洗後，再用毛巾擦乾。

三、全足按摩前的放鬆

運用揉法、點法、按法、搓法、推法、擊法、拍法、搖法、拔伸法等推拿手法在雙足部從上到下，從前到後，從左到右放鬆足部，促進足部血液循環，興奮局部的肌肉、韌帶等軟組織，為進一步足部保健按摩打下基礎，增強按摩效果。一般放鬆步驟如下（以左腳為例）。

(1)左手固定左腳，右手大拇指羅紋面著力於小腿內側，沿陰陵泉至太谿作環旋揉法，反覆兩三次後，再叩擊一兩次。

(2)右手固定左腳，左手大拇指羅紋面著力於小腿外側，沿足陽明胃經作環旋揉法，反覆兩三次後，再叩擊一兩次。

(3)腳背部運用推法、大魚際揉法、拍法，反覆操作半分鐘左右。

(4)腳底部用雙手拇指沿腳尖到腳跟方向，由外向中間推按二三次，再用手掌快速反覆搓握腳趾，然後順勢拔伸腳趾。

(5)右手固定左腳，左手掌反覆搓摩腳內側；然後左手固定左腳，右手掌反覆搓摩腳外側。

(6)橫擦足底，以透熱為度。

(7)兩手中指指腹反覆在內外踝周圍環旋揉動。

(8)在拔伸情況下搖動踝關節，然後拔伸腳趾。

【操作時應注意】：

(1)在正式操作前，應在雙膝關節以下均勻塗上按摩膏。

(2)若小腿體毛較多時，可適當減少操作次數，力量稍輕，否則會給病人帶來痛苦。

(3)放鬆腳部時間不宜過長，應控制在五～十分鐘內完成。

(4)整個放鬆程式手法宜輕快，感覺舒適為宜。初次接受足部按摩時可能會不適應，應作好耐心細緻的解釋工作。

放鬆手法不必千篇一律，沒有固定模式，只要達到放鬆的目的即可。但是，必須遵循一定的順序，即：小腿內側↓小腿外側↓足背↓足底（足上部、足跟、足趾）↓足內側↓足外側↓足踝部。

四、全足按摩的操作步驟

全足保健按摩的順序與治療順序一樣，都是從左足開始，可按腎、輸尿管、膀胱反射區三遍↓足底反射區↓足內側反射區↓足外側反射區↓足背反射區↓腎、輸尿管、膀胱反射區三遍的順序進行。

左足按摩完畢後，再按上述順序按摩右足。

操作時手法要有力、均勻、柔和，並能滲透到反射區深層，移動要有節奏，手法變換時自然、連貫，不要離開受術者的皮膚。

下面介紹各部分反射區的具體操作：

(一)泌尿系統（以右足爲例，如下系統同此）

左手持腳，拇指放在右手食指第二指間關節內，右手呈半握拳狀，以食指第一指間關節頂點施力，逐漸用力向腎上腺反射區深部按壓三、四次，以脹痛為度，逐漸減小力度，圍繞腎上腺反射區作兩個半弧，先內側後外側每側三次，手法要連貫、自然。當畫完外側弧後順勢滑到腎區，由足趾端向足跟端按摩三～六次，此區長三公分左右。

按完後順勢滑向內下方弧形區域，此為輸尿管反射區。當到達腳底內側，接近膀胱反射區時，換手，右手持足外側，左手食指第一指間關節頂點按壓膀胱反射區。按壓完膀胱反射區後，左手改持足內側，右手由中外側繞過呈左右交叉之勢，沿內踝下方向後上方壓推尿道。

(二)頭部（額竇、三叉神經、小腦．腦幹、頸項、鼻、大腦、腦垂體、甲狀旁腺、甲狀腺、眼、耳等）

泌尿系統操作完畢後，可作一些放鬆手法與頭部反射區相連接，如叩擊法，拔伸法等手法。接著開始按摩頭部反射區，左手持左腳，右手大拇指第一指間關節橫向刮額竇，手法宜輕。按摩三叉神經反射區時，可換用右手持左腳，左手拇指指腹向上推擠，反覆操作三遍。

換手，左手持左腳，右手拇指第一指間關節橫刮小腦・腦幹反射區，頸項反射區，再用拇指腹向上推鼻反射區。推完後用右手單食指扣拳點壓垂體反射區。然後食指彎曲處儘量平行卡入第一跖趾關節，向前頂入關節前方的凹陷處，以甲狀旁腺反射區感到酸痛為度，重複三遍。

按摩甲狀腺反射區，右手持腳，左手拇指指腹由下向上壓推，拐彎處為敏感點，再向上靠內側面直推。其他額竇反射區按次序依次由足趾端向趾根端壓刮三次，眼、耳反射區按壓三次即可。

(三)胸腹部（斜方肌、肺・支氣管、心、胃、胰、十二指腸、脾、肝、膽、小腸、橫結腸、降結腸、乙狀結腸、肛門、生殖腺等反射區）

左手持左腳，右手單食指扣拳由內向外刮三次，對支氣管敏感改用拇指腹按壓三次，點按心臟反射區三次，力量由輕到重。

採用相同手法點按脾臟反射區，然後從上向下由心區畫刮向脾區，反覆二～三次。再用相同手法點壓胃、胰、十二指腸反射區，並沿胃、胰、十二指腸反射區畫刮三次。按摩小腸反射區時，左手持左腳，右手食、中、無名、小指屈曲，以四指

第一指間關節著力，有節奏的壓刮十次左右，以透熱為度。

橫結腸，降結腸，乙狀結腸，直腸和肛門反射區呈「C」形分布，按摩時用食指扣拳法，右手持左腳，左手由內橫向外，由腳趾向腳跟，再由外側回到內側壓刮三～四次，然後食指定向按壓肛門反射區三～四次，最後點按生殖腺三次。

整個腳底反射區按摩完畢後，可用擠法、推法、揉法、擊法等手法放鬆腳底。然後用手掌擦腳內側，以透熱為度。

(四)足內側（頸椎、胸椎、腰椎、骶骨、內尾骨、前列腺·子宮、內肋骨、腹股溝、下身淋巴結、髖關節、直腸·肛門、內側坐骨神經等反射區）

右手持左腳，左手食指第一指間關節頂點依次點壓頸椎，胸椎，腰椎，骶骨反射區，反覆點按三～四次。然後左手持左腳，右手拇指指腹自頸椎向骶骨施以推法，速度要緩慢，用力要穩，重複三～四遍，不要用力過猛，以免增加痛苦。

推完後，可用大魚際由頸椎反射區擦向骶骨反射區，以透熱為度。然後右手持左腳，右手食指橈側面勾刮內尾骨的後份，用食指第一指間關節頂點點壓跟骨內下角，然後用食指側緣勾刮內尾骨反射區的前下緣，反覆三遍。

操作子宮・前列腺反射區時，其他四指固定足踝部，雙拇指扣拳法自下而上壓推三～四次。子宮・前列腺反射區位於跟骨內側，角質層較厚，因此力度要重，以出現脹痛為度。

按摩完子宮・前列腺反射區後，雙手拇指腹按壓內肋骨三～四次，然後用右手持左腳，左手四指置於足底，拇指放在內踝尖上，以拇指指尖頂於伸拇肌腱後方的凹陷處，由內向外頂壓，反覆三次。再用左手拇指指腹按壓下身淋巴結反射區並向上旋推，右手同時協助腳踝運動，以出現酸脹而無痛感為宜，反覆操作三次。左右交叉換手，反方向旋轉髖關節，保持右手不變，右手自內踝後方向上推按直腸、肛門、內側坐骨神經反射區三次。

(五)足外側(肩關節、肘關節、膝關節、外尾骨、生殖腺、肩胛骨、外肋骨、上身淋巴腺、髖關節、下腹部、外側坐骨神經等反射區)

左手固定左腳，右手單食指扣拳法由足趾向足跟方向壓刮三次，然後雙拇指扣拳法在第五跖骨基底部由兩側向中間按壓。最後點壓膝關節，在膝關節的前面、膝兩側、膕窩部各點壓三次。

右手畫刮外尾骨，生殖腺反射區，次數、動作與內側基本相同，整體擦法放鬆。雙手回到腳尖處，雙拇指扣拳法由足趾近心端推按至骨突處，左右分開，反覆三～四次。最後點按外肋骨反射區，畫刮上身淋巴腺、髖關節反射區，推按下腹部和外側坐骨神經反射區。

(六)足背部（上、下身淋巴腺，橫膈膜、胸部淋巴腺、喉・氣管、內耳迷路、胸部・乳房、扁桃體、上頜、下頜等反射區）

足內外側按完後，可作手法進行廣泛的放鬆，著重在腳趾。按摩上頜、下頜時左手持腳，右手拇指偏峰由內向外推按。用雙手拇指扣捏拇趾近節背部中段兩側的扁桃體反射區，用兩手食、中指在拇趾後方固定拇趾，按壓三～四次。

左手用拇指推掌，先觸到第一跖趾關節外側的骨突，再扣向趾背部，可以出現明顯的脹感。雙手拇指推掌法壓在胸部・乳房反射區，由足趾向足跟方向推按三次左右，同時左手食指點按喉・氣管反射區，右手食指點按內耳迷路二～三次。

然後改用雙手拇指由下向上推按二～三次，推至橫膈膜反射區時改用雙手單食指扣拳法，自橫膈膜反射區中央向兩邊刮壓三次。放鬆腳背，左腳背上施以擦法、揉法、叩擊法等手法。

然後由腳尖推至腳跟後，雙手挽到腳踝下，托住腳踝，兩拇指在輸卵管‧輸精管，上身淋巴腺，下身淋巴腺等反射區分別圍繞內外踝部環旋推按三～四次，最後按壓解谿穴。

整個左腳全部反射區按摩完後，還需回過頭來再按摩一次泌尿系統，以促進體內新陳代謝。

右腳操作方法與左腳基本相似，只是左、右手哪隻手作為操作手，哪隻手作為輔助固定手的分工不同，一般只需將左右手交替即可。

另外，左、右腳腳底反射區分布有一些不同，下面介紹一下不同反射區的操作方法（盲腸、闌尾，回盲瓣，升結腸，橫結腸，肝，膽等反射區）

右腳上肝、膽區的定位與左腳上心，脾區的定位有相似之處，手法操作也基本相同，這裏不作詳解。操作盲腸、闌尾反射區時，左手固定右腳，右手食指扣拳法定點按壓盲腸、闌尾反射區三～四次，力量由輕到重，以脹痛為度。

點按完畢後再點壓回盲瓣反射區三～四次，然後以食指扣拳法的食指中節橈側面，由近端向遠端刮壓升結腸三～四次，然後沿著橫結腸帶狀區域由外側向內側刮壓三～四次。

按摩雙腳進行保健按摩時，除前面章節講到的禁忌證和注意事項外，還應注意以下幾點：

⑴操作時反射區選取要準確，這樣才能有的放矢，達到良好的保健效果。

⑵按摩者應儘量用手操作，少用或不用器械，以減少受術者緊張和恐懼感。

⑶針對受術者情況，可選取某些反射區重點按摩，做到「全面按摩，重點突出」，達到防病治病的保健目的。

五、足部自我按摩

前面講過，足部按摩可以自我保健，而且具有不受條件和時間限制的優點，通過自我按摩，可以提高機體的免疫力，防止疾病的發生；並能使所患疾病穩定，緩解甚至治癒，還能延緩衰老，提高生活品質。

足部自我按摩在時間安排上可以靈活多變，既可抽出專門的時間來做，也可結合日常生活進行，如在看電視或看書時邊看邊按摩，甚至睡覺前躺在床上自我按摩。

形式上足部自我按摩也可以多種多樣，常見的有以下幾種方式：

（一）針對各反射區，結合自己的身體特點有重點進行按摩

這種方式是最常見的方式之一。按摩順序與第三章第三節基本一致。若全足按摩，則按腎、輸尿管、膀胱反射區→足趾反射區→足底反射區→足內側反射區→足外側反射區→足背反射區→腎、輸尿管、膀胱反射區進行；若針對疾病按摩，可按腎、輸尿管、膀胱反射區→頭反射區→胃腸道、肝臟、胰腺、淋巴反射區→對症按摩→病變反射區→腎、輸尿管、膀胱反射區等進行。

須注意的是，在足部自我按摩過程中，為操作施術方便，應採取正確的姿勢。一般而言，在按摩足底和足內側反射區時可採用單伸腿式或盤腿式；在按摩足外側反射區時採用側位坐式。

對於老年朋友而言，記住每個反射區的準確定位比較困難，可採取模糊處理，只要大致差不多就行了。發現哪裡按壓酸痛，就要在酸痛處多按摩。但是，必須有一定的力度，不管用什麼手法，沿什麼方向按摩，一定要達到一定的刺激量，輕重

以自己能忍受為度。

(二)搓足心

這是一種簡單易行的足部自我按摩方法，而且效果理想。《八股雜錦歌》云：「摩熱腳心能健步」。腳心是足少陰腎經湧泉穴的部位，經常用手掌搓足心，有健腎、理氣、益智安神、降火的功效。

其方法是：在睡前熱水（也可是中藥、牛奶等）泡腳後，用左手抓住左腳趾，然後用右手搓左足心，直到局部發熱為止，然後左右換之。可以促進足部血液循環，改善局部營養，進而提高機體的抗病能力。

(三)用腳蹬摩

這是一種比較適用的自我按摩方式。其方法是用足跟、足拇趾、足內側第一跖趾關節、足外側小趾後方的跖骨小頭作為施力點，進行雙足對搓按摩。

這種方式適用於躺在床上進行。既可沿直線操作，如用一腳足跟蹬摩另一小腿內、外側，用一足足內側第一跖趾關節蹬摩另一足足內側等；也可在平面操作，用一足足跟蹬摩另一足足背部；還可定部按摩，如用一足拇趾蹬摩另一足前列腺區或直腸·肛門區等。

用腳蹬摩好處很多，用腳蹬摩按觸面積大（多用足跟），感覺舒服；而且蹬摩多躺在床上做，被蹬摩的腳和小腿處於鬆弛狀態，有利於發揮療效。

(四)足部踏板按摩

踏板按摩是一種省人、省事的自我按摩方式，具有經濟、簡單、方便、有效的特點。踏板是由硬塑膠製成的適合刺激腳底和足內、外側部分反射區構造的各種大小不等、形狀各型的凸塊。使用時，利用身體的重力，踩踏在踏板上，可在看電視和坐位工作時進行，有效地替代了手力按摩繁重的勞動，基本不受時間和場地的限制，適合老年朋友和平時工作繁忙的人。

(五)按摩棒

若操作者沒有經過專門的學習、訓練，在自我按摩過程中，手指很快會疲勞、酸痛無力，達不到按摩力度，從而影響療效。若將手法按摩和按摩棒結合起來，既

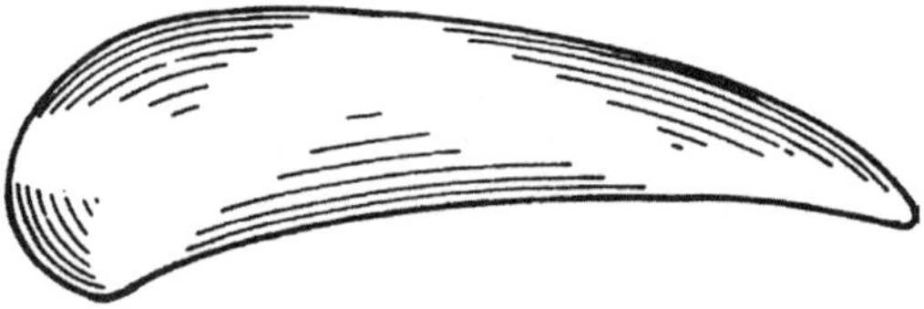

圖 5-1　牛角形按摩棒

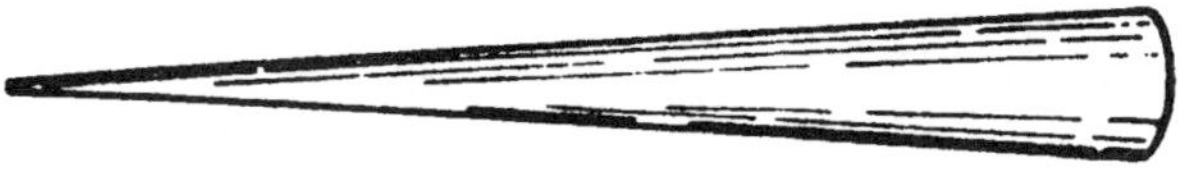

圖 5-2　圓錐形按摩棒

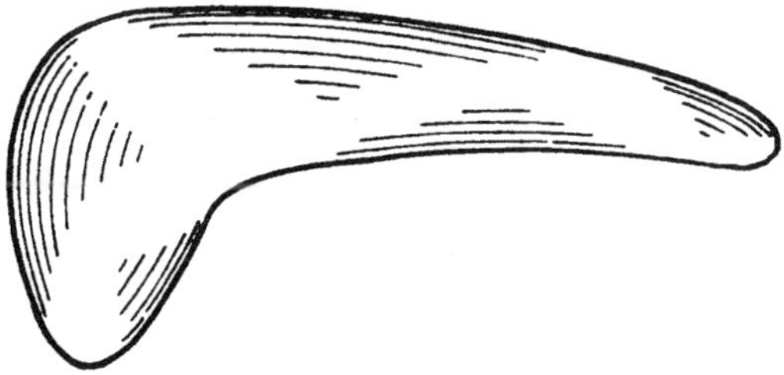

圖 5-3　煙斗形按摩棒

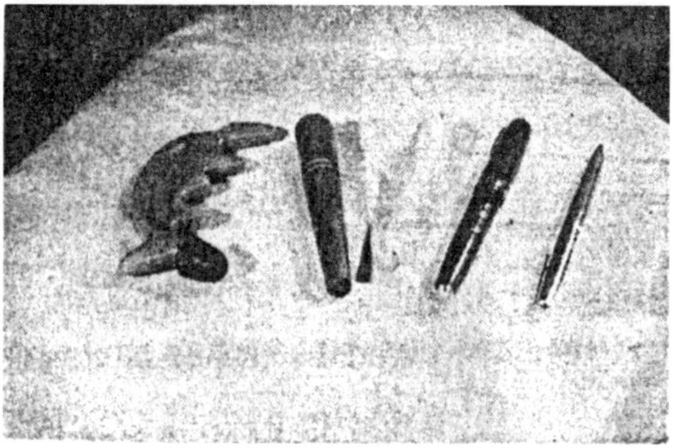

圖 5-4　筆形按摩棒

可彌補手法按摩的不足，又能達到療效，因此，是一種很好的自我按摩方式。

足部按摩用的按摩棒規格，市場上沒有統一的標準，只要操作者施術方便，患者感覺舒達即可。常見的有牛角形按摩棒（圖5—1）、圓錐形按摩棒（圖5—2）、煙斗形按摩棒（圖5—3）、筆形按摩棒（圖5—4）等。也可自選一個兩端直徑不同的硬木，將兩端打磨成圓球形。

使用時應將按摩棒與手法結合起來使用，在皮下組織豐富的部位可使用按摩棒，如足底，足內、外側的部分反射區；而在皮下組織淺薄、骨突、關節處應用手法按摩較好，如足背，足內、外側的部分反射區等。

須注意的是，不管採取哪一種自我按摩方式，應該嚴格掌握足部按摩的適應證，禁忌證及注意事項（詳細內容見第三章七、八節的有關內容）。

另外，足部自我按摩應遵循循序漸進的原則，按摩力度由輕到重，逐漸增加，時間逐漸延長，但每次以半小時為宜。

足部保健按摩配穴方法

足部保健按摩是在足部的一定部位施以手法，通過反射區的對應調節作用，達到治療疾病和養生保健的目的。因此，反射區的選用與足部按摩的效果密切相關，從臨床經驗來看，反射區選用準確，則能達到滿意的療效。如果選用不當，則起不到什麼效果，甚至會使病情加重。

在臨床操作時，足部反射區的配穴方法應在中醫基本理論、西醫生理病理的原則指導下，結合反射區的功能，特性進行。做到有法有方，靈活多變。現將足部反射區的配穴方法歸納如下：

一、基本反射區配穴法

在足部保健按摩中，基本反射區主要是指腎、輸尿管、膀胱。因為這三個反射區在足部保健按摩中居十分重要的位置，起關鍵作用，能調節全身的機能狀態，增強排泄功能，體內積存的「毒素」或有害物質如鈣鹽，尿酸結晶體排出體外。

從臨床實踐來看，在絕大部分病人中，按摩刺激這三個基本反射區時，幾乎都有陽性體徵，如敏感的壓痛、病理小結等。

因此，無論是在治療還是保健中，我們在按摩開始和結束時都要按摩該反射區，一般不得少於三分鐘。

另外，有的學者認為腹腔神經叢也是基本反射區，因為腹腔神經叢是植物神經的起點，有良好的鎮靜作用，調節人體內臟的植物神經失調。該處有足外側動脈與脛前動脈吻合的足底弓，有趾底總神經，對休克、失眠、高血壓、頭痛等有很好的治療作用。臨床實際操作過程中，我們可以根據具體情況，選擇運用。

二、病變反射區配穴法

足部按摩一個很重要的配穴方法是病變反射區配穴法，即選取與病變器官組織相對應的反射區。如

各種腎臟疾患：腎反射區

各種肝病：肝臟反射區

各種胃病：胃反射區

各種腦部疾患：大腦、小腦・腦幹反射區等。

膀胱疾患：膀胱反射區

腰椎疾患：腰椎、骶骨反射區

等。

各種鼻病：鼻反射區

各種眼病：眼反射區

各種耳病：耳反射區

大腸疾患：大腸反射區各部，如升結腸，橫結腸，降結腸，乙狀結腸和直腸等。

膽病：膽囊反射區

前列腺疾患：前列腺反射區

子宮疾患：子宮反射區

三、症狀反射區配穴法

任何疾病，都會引起一定的症狀，如頭痛、咳嗽等引起患者的不適。我們在治療過程中，也要針對這些症狀進行按摩，以減輕患者的痛苦。

如感冒患者，除選用肺、支氣管反射區外，還應根據患者流涕、咳嗽、咽痛等症狀，分別選用鼻、額竇、扁桃體等反射區。

中風後遺症患者，除選用大腦、垂體、小腦•腦幹反射區外，還可根據說話困難，肢體癱瘓，選擇舌、口腔、肩、肘、髖、膝關節反射區等。

腰椎間盤突出症：除選用腰椎、骶骨外，還根據患者坐骨神經痛，選擇坐骨神經反射區。

前列腺炎及前列腺增生：除選用前列腺反射區外，還可根據排尿困難，選擇尿道反射區。

四、根據中醫臟腑經絡辨證配穴法

中醫學認為，人體是一個統一的有機整體，以心為主宰，以五臟為中心，通過經絡把全身的五臟、六腑、形體和官竅聯繫在一起。不僅生理上相互聯繫，而且病理上相互影響，如肝炎不僅傷及本臟，而且會傷及他臟，肝火犯肺，引起咳嗽，肝火犯胃引起返酸，故臨床上治療肝火犯肺型咳嗽，取肺、肝反射區進行按摩，治療肝火犯胃型返酸，取胃、肝反射區進行治療。

再如失眠病證，中醫認為病位在心，其發病與肝鬱、膽怯、脾腎虧虛、胃失和降失密切相關，故臨床上多取心、肝、膽、脾、腎、胃等反射區進行治療。

另外，還可根據十二正經五行屬性、生剋制化規律選取相關反射區。如咳喘之實證，可根據實則瀉其子，虛則補其母的原則瀉腎（肺屬金、腎屬水、金水相生）。肺與大腸相表裏，故也可選用大腸反射區。

五、根據西醫生理、病理聯繫配穴法

現代醫學認為，人體九大系統在神經系統的支配和調節下，既分工又合作，實現各種複雜的生命活動。病理上相互影響，某組織器官發生病變，不僅影響本系統的器官組織，而且影響其他系統的器官組織。所以，臨床取穴時應根據生理病理聯繫選取相類的反射區。

例如，腎臟疾病除選用腎臟反射區外，還應選用輸尿管、膀胱反射區。膽囊病變除選用膽囊反射區外，還應選取肝、十二指腸反射區。甲狀腺疾病除選用甲狀腺反射區外，還應選擇腦垂體、腎上腺反射區。子宮疾病除選用子宮反射區外，還應選擇卵巢、輸卵管、骨盆腔等反射區。

常見病的足部按摩治療

一、高血壓

(一)概 述

高血壓是以動脈血壓尤其是舒張壓升高為特點的慢性血管疾病，以頭痛、頭暈為主要臨床表現，是中老年人的多發病。它分原發性高血壓和繼發性高血壓兩種，通常所說的高血壓為原發性高血壓，此型高血壓原因不明。凡成人收縮壓超過160mmHg和（或）舒張壓超過95mmHg以上者，即稱為高血壓。

本病好發於四十歲以上的中老年人。初期患者多無明顯症狀，病情繼續發展會引起全身細小動脈硬化，出現頭昏、頭痛、心悸、失眠、耳鳴、乏力等症狀，嚴重者可發展到「高血壓腦病」，出現頭痛劇烈、眩暈、嘔吐、驚厥、昏迷等症狀，後期併發心、腦、腎等病變，引起高血壓性心臟動脈硬化，腎功能減退等。

高血壓相當於中國醫學「眩暈」，「頭痛」範疇，多由於情志失調，飲食不節，內傷虛損等引起，其病位在頭，其本在於肝腎陰虛，肝陽上亢。

足部按摩可補益肝腎，從而達到平肝潛陽目的。通過足部按摩，可使全身放鬆，毛細血管舒張，外周阻力減小，血壓降低。

(二)配　穴

大腦（頭部），小腦·腦幹，腦垂體，三叉神經，腎上腺，腎，輸尿管，膀胱，心臟，內耳迷路（平衡器官），血壓點，上身淋巴結等反射區。

(三)操　作

按摩以上反射區，每天二十～三十分鐘。高血壓是長期慢性過程，需要長期堅持按摩，並在醫生指導下合理用藥，這樣療效更佳。此外，每晚用溫水泡腳，再用木槌敲打腳底，促進足部血液循環，減輕心臟負擔。

二、頭　痛

(一)概　述

頭痛是一種以病人自覺頭部疼痛為特徵的常見病症。引起頭痛的原因很多，但主要仍是感受外邪或飲食、情志內傷所致。頭痛可有前額、額顳、頂枕或全頭痛；疼痛性質有跳痛、刺痛、脹痛、昏痛、隱痛等；有突然發作，痛如破竹無休止者，也有反覆發作，時痛時止。

通常所見的偏頭痛，緊張性頭痛，叢集性頭痛等均可採用足部按摩法來治療。而由於顱內器質性疾病如顱內占位性病變，蛛網膜下腔出血等引起的頭痛應到醫院進行專科治療，以免殆誤病情，待病情好轉後可配合推拿治療。

(二)配 穴

大腦（頭部），額竇，小腦•腦幹，腦垂體，腎上腺，腎，輸尿管，膀胱，心，脾，上身淋巴腺，下身淋巴腺，胸部淋巴腺，血壓點等反射區。

(三)操 作

按摩以上各反射區，每天一次，一個月為一個療程，同時可結合足浴、針灸、中藥等治療效果會更好。

患者平時應注意清淡飲食，忌煙酒及辛辣刺激之品。保持心情愉快，避免不良情緒刺激。適當參加體育鍛鍊，勞逸結合，避免過度緊張，以避免頭痛的誘發因素。

三、胃　痛

（一）概　述

胃痛是以上腹胃脘部近心窩處疼痛為主症，為消化系統常見病症，多由飲食不節，感受外邪或情志失調引起。胃痛以脹痛、刺痛、隱痛最為常見，其疼痛可持續發作，也可間歇發作，一般無壓痛，或壓痛不明顯，但無反跳痛。

胃痛常兼有食慾不振、脘悶或脹滿、噁心、嘔吐、噯氣、吞酸、嘈雜、大便不調等消化系統症狀。胃痛多見於慢性胃炎、十二指腸球部潰瘍，胃痙攣，胃神經官能症等病。

中國醫學認為，胃痛病位在胃，與肝、脾二臟關係密切。通過足部按摩，可以調節肝、脾、腎，達到理氣止痛的目的。

射區。

(二)配　穴

胃，十二指腸，小腸，腹腔神經叢，肝，脾臟，胰，腎臟，輸尿管，膀胱等反射區。

(三)操　作

胃，十二指腸、腹腔神經叢、脾臟等反射區是重點，應重點操作，力度適當加強。其他各區常規按摩，每天一次，十次為一個療程。按摩期間可配合足部功法，其方法是：端坐桌上，雙腿伸直，足趾向上翹起，以雙手握足趾，然後恢復原位。

此外，可用大蒜搗泥，敷於足心。

足部按摩對胃痛治療效果比較滿意，但治療週期較長，對於嚴重的胃及十二指腸球部潰瘍，應在藥物治療基礎上配合足部按摩。

因為胃痛多與飲食失節、情志失調有關，所以，患者平時要注意精神和飲食的調攝，保持精神愉快，避免勞累過度；忌暴飲暴食及辛辣刺激之品，平時以清淡易消化食物為主，養成良好的飲食習慣。

四、糖尿病

(一)概　述

糖尿病與中醫的「消渴」基本一致，以多飲，多尿、多食、形體消瘦或尿中有甜味為主要特徵。

本病多發於中年以後，嗜食肥甘厚味、醇酒之人。此病主要由於胰島素分泌相對或絕對不足，引起糖、脂肪、蛋白質和繼發的水、電解質代謝紊亂，出現高血糖，高血脂症，低蛋白質血症和代謝性酸中毒等。

糖尿病初期「三多」症狀不顯著，起病隱匿，故容易漏診、誤診，病久會併發眩暈，肺癆，中風，雀盲，瘡癰等，嚴重者可見頭痛，嘔吐，呼吸急促，甚或昏迷等危象。

通過足部按摩，可調節中樞神經系統的興奮抑制的平衡，激發胰島分泌功能的活性，使之恢復健康。

射區。

㈡配　穴

肝，膽，脾，胃，肺，胰，腎上腺，腎，輸尿管，膀胱，上、下身淋巴結等反射區。

㈢操　作

按摩以上各反射區，每天一次，每次三十分鐘，十五次為一療程，配合用拇、食指按揉足大拇趾五分鐘，按壓胰反射區五～十分鐘。

推拿對輕型和中型糖尿病治療效果較好，輕推拿治療後，血糖濃度多數能得到有效控制，但對重症糖尿病應以藥物治療為主。

此外，患者可每天服米醋一杯（約三十ＣＣ），多食米、麥等雜糧，配以蔬菜、豆類、瘦肉、雞蛋等，戒煙、酒、濃茶、咖啡等。低糖飲食，多食動物胰臟，適當參加體育鍛鍊，如散步、慢跑、太極拳、游泳等。

五、便秘

(一)概述

便秘分為習慣性便秘和偶發性便秘兩種，主要是由於大腸傳導失常而引起，腸蠕動減弱或對水分吸收功能失去作用，排泄物滯留於腸內，而形成便秘。

便秘日久，常引發其他症狀，如腹脹、腹痛、口臭、頭暈、倦怠、噁心、食慾不振、心悸、氣短等，女性出現黃褐斑，面容易老。若糞便中的毒素吸收入血液，往往會造成各種內臟器官障礙。故便秘應及時治療，以免造成惡性循環。

足部按摩對功能性便秘效果很好，一般二三次後就能正常大便，能促進胃腸蠕動，調理氣機，和腸通便。對於器質性便秘，應針對具體情況進行綜合治療。

(二)配穴

腎，腎上腺，輸尿管，膀胱，脾，胃，十二指腸，升結腸，橫結腸，降結腸，乙狀結腸，直腸•肛門，甲狀腺等反射區。

(三)操　作

按摩以上各反射區每天一次，每次二十～三十分鐘，先從脾起，至肛門，再按其他各反射區。

日常生活要有規律，養成定時排便的習慣，飲食上避免過度煎炒及過食生冷食物，忌酒類、辛辣食物，多食蔬菜，水果等富含纖維素的食物。還可配合食療，如黑芝麻、胡桃肉、鬆籽仁等研細加蜂蜜沖服。適當體育鍛鍊，多做下蹲直立，屈髖壓腹的動作，平時可順時針摩腹五～十分鐘。

六、前列腺肥大

(一)概　述

前列腺肥大又稱前列腺增生，是男性泌尿生殖系統的常見疾病，多發於男性中老年人。

前列腺肥大的主要症狀有排尿困難，尿頻，夜尿次數增加，尿線變細，排尿時間延長，尿淋漓不盡，甚至可能出現間歇性排尿。嚴重者會出現急性尿瀦留，充溢性尿失禁等。一般採用保守治療，嚴重者可手術切除。

足部按摩能促進盆腔和會陰區血液循環，加強排尿，激發和增強前列腺功能，調節內分泌，從而促使功能恢復正常。

(二)配　穴

腎，腎上腺，前列腺・子宮，膀胱，尿道，輸尿管，腦垂體，生殖腺，上、下身淋巴結等反射區。

(三)操　作

依次按摩各反射區，其中前列腺、子宮，生殖腺，膀胱等反射區是重點，每區不得少於三分鐘，力度適當強些，其他反射區各按摩一～二分鐘，力度稍輕，但必須有酸痛感。

前列腺肥大需長期治療，會陰部避免長期受壓，每晚用溫水薰洗會陰部十五～二十分鐘，有助於治療。避免過度手淫，節制房事，戒除煙酒，少吃辛辣之品，忌憋尿。

此外，可用蔥白、白胡椒七粒，搗爛敷臍，以協助治療。

七、更年期綜合徵

(一)概　述

更年期綜合徵是指四十五～五十二歲左右的女性進入更年期，由於卵細胞的減少，引起內分泌系統和植物神經系統功能失調，從而出現一系列生理變化。其臨床症狀為困倦，易疲勞，頭痛，眩暈，耳鳴，心悸，腰痛，便秘，失眠，焦躁，憂鬱，記憶力減退等。

更年期無法預防，是一個必然的生理過程，應以積極的態度來對待。

(二)配　穴

腎，腎上腺，輸尿管，膀胱，生殖腺，大腦（頭部），小腦・腦幹，卵巢，子宮，腹腔神經叢，心，肝等反射區。

(三)操　作

依次按摩各反射區一百次，以酸脹為宜。足療對本病有一定療效，但需患者積極配合，情緒樂觀，必要時候在醫師指導下補充雌激素。

八、肥胖症

(一)概　述

肥胖症是指體內脂肪堆積過多，體重增加，超過標準體重的百分之二十，即為肥胖。人體標準重的計算公式是：

標準體重（kg）=〔身高（cm）－100〕×0.9臨床肥胖分為三度：體重超過標準體重百分之二十～三十為輕度肥胖，超過百分之三十一～五十為中度肥胖，超過百分之五十為重度肥胖。

本病可見於任何年齡，但多見於四十～五十歲女性，其主要症狀是肥胖，氣短，神疲，自汗，怕熱或畏寒，納多，便溏，肢腫，心悸，月經不調，腰腿痛等。

(二)配　穴

腦垂體，甲狀腺，脾，食道・氣管，心，胃，腎，輸尿管，膀胱，腎上腺等反射區。

(三)操　作

常規操作，每反射區按摩一百次，每天一次，三十次為一療程。

為收到快速減肥的效果，患者必須樹立信心，堅持按摩；減少能量攝取，即少食高脂肪、高糖、高熱量飲食；增加運動量，促進體內能量的消耗。

九、頸椎病

(一)概　述

頸椎病又稱頸椎綜合徵，是中老年人的常見病、多發病。本病是由於頸椎增生或其周圍的軟組織發生病理改變，刺激或壓迫頸神經根、頸脊髓，椎動脈或交感神經而引起的綜合症候群。勞累、受涼、炎症、枕頭不適或臥姿不當，可誘發本病。

頸椎病，根據壓迫部位可分為神經根型、脊髓型、椎動脈型、交感神經型和混合型等五型，其中以神經根型最為多見。

臨床表現為：①神經根型，頸項僵硬，活動受限，肩部疼痛，手指麻木、無力，伴有觸電樣麻木感；②椎動脈型，頸肩痛，頭暈，噁心，嘔吐，耳鳴，視物不清等；③脊髓型，下肢無力，步態不穩，一側或雙側上肢麻木，甚則四肢癱瘓，大、小便不調，日久頸椎活動受限，肌肉萎縮，肌力減弱；④交感型，自覺心慌，胸悶，頭暈，頭痛或偏頭痛及枕部痛；⑤混合型，以上兩型或兩型以上症狀同時出現。

(二)配　穴

頸椎，頸項，肩，斜方肌，肩胛骨，胸椎，腰椎，腎，尿管，膀胱，腹腔神經叢等反射區。

(三)操　作

依次按摩各反射區，以局部脹痛為主，二次／日，每次二十～三十分鐘。

治療同時配合頸項部運動或放鬆頸肩部肌肉，以消除酸痛和緊張。同時，患者不宜低頭過久，墊枕不宜過高或過低，並注意局部保暖。

二十、肩周炎

(一)概　述

肩周炎是指肩部酸重疼痛及肩關節活動受限、強直的臨床綜合徵，是肩關節周圍炎的簡稱，又名漏肩風、五十肩、凍結肩。本病好發於五十歲左右，女性居多，多有肩部受寒，慢性勞損史。

肩周炎的症狀：

①肩部酸痛，無紅腫，疼痛可向上臂放射，日輕夜重；

②肩關節活動受限，尤其以外展、外旋、上舉、背伸為甚，穿衣、梳頭、洗臉等日常生活受限制；

③本病是久之可見肌肉萎縮、痙攣、局部血液受其影響，組織代謝發生障礙，以致後期關節變為僵硬。

(二)配　穴

頸項，肩，斜方肌，肩胛骨，腎，輸尿管，膀胱，小腦・腦幹，頸椎，胸椎等反射區。

(三)操　作

依次點按各反射區，以脹痛為宜，一次/日，每次三十分鐘。

同時，囑病人堅持進行功能鍛鍊，如用雙手或單手向上爬動，儘量抬高上臂，反覆進行，每天二次，每次十～二十分鐘。

平時注意局部保暖，避免手提重物，亦可配合局部熱敷。

十一、腰椎間盤突出症

(一)概　述

腰椎間盤突出症是由於腰部椎間盤退變，破裂後壓迫神經根而出現的一系列臨床症狀和體徵。多數病人由外傷或受涼誘發，好發於青壯年，男性多於女性。

其主要症狀是腰痛伴有單側或雙側下肢放射痛，咳嗽、噴嚏、排便用力、彎腰、伸膝起坐等都會使疼痛加重，腰部活動受限，腰椎側彎，棘突旁有壓痛、叩擊痛，並向下肢放射，直腿抬高試驗陽性，病久可見小腿肌肉萎縮，肌力減退，腱反射減退或消失。

足部按摩對本症有較好的療效，可以解除腰部肌肉痙攣，從而降低椎間盤內壓力，加強局部血液循環，可以消除水腫，鬆解黏連，促進損傷的神經根功能恢復。

㈡配　穴

腎，輸尿管，膀胱，腰椎，骶骨，髖關節，坐骨神經，腹腔神經叢，下身淋巴結等反射區。

㈢操　作

依次按摩各反射區，以脹痛為宜，一次／天，三十天為一療程。

足部按摩可以緩解疼痛，嚴重者可配合推拿、牽引或手術治療。平時注意保暖，臥板床休息。

十二、慢性鼻炎

(一)概 述

慢性鼻炎是指鼻腔黏膜中黏膜下層的慢性炎症。本病的主要症狀有鼻塞，流涕，鼻腔分泌物呈黏液性，且量增多，可伴咽喉不適，嗅覺減退，頭昏，頭痛，滴麻黃素後鼻塞減輕。臨床上可分為單純性鼻炎和肥厚性鼻炎兩種，單純性鼻炎可逆，肥厚性鼻炎黏膜肥厚，骨膜及鼻甲增生肥厚。

本病可由多種因素引起，如環境因素、藥物因素等，亦可由急性鼻炎反覆發作，遷延不癒，而轉為慢性鼻炎。

(二)配 穴

肺，甲狀旁腺，鼻，小腦・腦幹，大腦(頭部)，腎，膀胱，輸尿管，扁桃體，各淋巴結等反射區。

(三)操　作

依次按摩各反應區，每日一～二次。足療對慢性鼻炎有一定療效，需堅持治療。患者平時應加強鍛鍊，注意保暖，防止感冒，多吃富含維生素的食物。

十三、腹　瀉

(一)概　述

腹瀉是以排便次數增多，糞質稀薄，或完穀不化，甚至瀉出如水樣便為特徵，常伴有排便急迫感，肛周不適，失禁等症狀。

慢性腹瀉指兩個月以上的腹瀉或間歇期在二～四周內的復發性腹瀉，慢性腹瀉可達數年至十年之久，常呈間歇性發作。

急性腹瀉可由多種原因引起，如：①腸原性腹瀉，瀉出如水樣便，無裏急後重；②過敏性腹瀉，腹部受涼或病前吃魚、蝦等；③誤食有毒食物，吐瀉交作；④因精神緊張，情緒波動而引起的神經性腹瀉。足部按摩，往往一次痊癒，有奇效，而對慢性腹瀉，只要堅持，也可根治。

(二)配　穴

胃，十二指腸，小腸，盲腸・闌尾，升結腸，橫結腸，降結腸，乙狀結腸・直腸，肛門，腹腔神經叢等反射區。

(三)操　作

依次點按各反射區，直至腹瀉感消失。

患者治療過程中，飲食宜清淡，忌食辛辣、油膩之物。

十四、月經不調

(一)概　述

凡是月經的週期或經量出現異常者，稱為「月經不調」。以月經週期改變為主的有：月經先期，月經後期，月經先後不定期，經期延長；以經量改變為主的有：

月經過多，月經過少，甚至閉經等，都屬於月經不調的範疇。

月經不調除了有週期或經量改變外，還伴有經色不正常，全身乏力，頭暈，腰酸等。

足療由對中樞神經系統，垂體，卵巢，子宮等功能的調節，改善其功能狀態，而達到治療的目的。

(二)配　穴

子宮，卵巢，輸卵管，腦垂體，腎，小腦・腦幹，生殖腺，腎上腺，膀胱，腰椎，骶骨等反射區。

(三)操　作

依次按摩各反射區，每天一次。月經來潮前一週，每天二次。堅持數月，月經週期可有療效。

患病期間，患者宜節制性生活，注意經期衛生，少吃生冷或刺激性食品，保持心情舒暢。月經期間，避免劇烈運動或體力勞動。

十五、痛　經

(一)概　述

凡在月經期間或月經期前後，出現陣發性小腹疼痛者稱為痛經。痛經分為原發性痛經和繼發性痛經兩種。原發性痛經指生殖器官無明顯器質性病變，又稱功能性痛經，常發生在月經初潮或初潮後不久，多見於未婚或未孕婦女，往往生育後痛經緩解或消失。繼發性痛經指生殖器官有器質性病變如子宮內膜異位症，盆腔炎，子宮黏膜下肌瘤等引起的月經疼痛。

痛經大多於月經第一二天出現常為下腹部陣發性絞痛，有時放射至陰道、肛門及腰部，有時還伴有噁心、嘔吐、尿頻、便秘或腹瀉等症。腹痛常持續數小時，偶有一～二天，當經血外流通暢後逐漸消失。

(二)配　穴

肝，脾，腎，輸尿管，膀胱，上身淋巴結，下身淋巴結，卵巢，子宮，生殖腺，腹腔神經叢等反射區。

(三)操　作

以上反射區每天一次，一個月為一個療程，行經期間停止治療。

患者在經期應注意調理飲食，忌食生冷食品，並注意保暖，注意經期衛生。情緒樂觀，避免緊張、暴怒情緒。勞逸結合，不要過度疲勞，不做劇烈運動。

十六、失　眠

(一)概　述

失眠是由於心神失養或不安而引起經常不能獲得正常睡眠為特徵的一類病證。主要表現為睡眠時間、深度的不足以及不能消除疲勞，恢復體力與精力，輕者入睡困難，或睡而不熟，易醒，醒後不能再睡。

引起失眠的原因很多，主要由於精神過度緊張，情緒激動，悲哀和焦慮過度，興奮過度，意外打擊等引起，使大腦皮質興奮與抑制失調，導致本病發生。

中國醫學認為，本病主要由情態內傷，飲食不節，病後體弱等引起，導致心神失養或心神不安發病。

(二)配　穴

腎上腺，腎，輸尿管，膀胱，大腦（頭部），腦垂體，甲狀腺，腹腔神經叢，心，胃，肝，脾等反射區。

(三)操　作

以上穴位每次按摩三十分鐘，每日一次，兩週一個療程，堅持治療，效果很好。

在治療過程中，應對患者進行必要的心理疏導，讓患者保持愉快的心情。睡前可飲適量的牛奶或蓮子粥，也有一定的效果。起居和飲食要有規律，積極參加體育鍛鍊。

十七、痤瘡

(一)概述

痤瘡，俗稱粉刺，是青春期常見的一種慢性毛囊皮脂腺炎症性皮膚病，多發於青春期男女。青春期雄性激素及黃體酮分泌增加，皮脂腺增生肥大，皮脂分泌增多，同時毛囊口上皮增生及角化過度，致使排泄不暢而阻滯在毛囊及毛囊口內，形成脂栓，即稱「粉刺」。

本病好發於臉部、胸背部、肩部等皮脂腺豐富的部位，損害部位與毛囊口一致，呈丘疹樣皮損，可分為黑頭和白頭兩種。

黑頭稱開放性粉刺，丘疹的頂端呈灰黑色，略高出皮膚，用手擠壓毛囊周圍，可擠出一～二公分長的乳白色脂栓。白頭稱封閉性粉刺，如針頭大小，不易擠出脂栓。如合併感染，則為炎症性丘疹，形成膿疱，稱為膿瘡性痤瘡，若潰破或自然吸收，遺留色素沉著並凹陷而成萎縮性瘢痕。

中國醫學認為，本病主要由於肺胃內熱，上薰顏面，血熱鬱滯，留戀肌膚，發為丘疹。

足部按摩能清瀉肺熱，瀉腑導滯，調理腸胃，排除體內多餘的皮脂及代謝產物；調節內分泌，平衡激素水準，從而減少性激素分泌增加對皮脂腺的影響，達到治療的目的。

(二)配　穴

腎上腺，腎，輸尿管，膀胱，肺，肝，大腸各區，胃，腦垂體，生殖腺等反射區。

(三)操　作

雙腳取穴，每穴每次按摩一～二分鐘，每天一次，十次為一個療程。病情嚴重者，應結合藥物治療。本病應長期堅持治療，症狀消失後，可改為隔天一次，但不要停止。

患者平時注意少吃辛辣、油炸及高脂類食物，多吃蔬菜和水果，保持大便通暢。不要亂用護膚品，不要用手擠捏，避免感染，應常用熱水肥皂洗滌患部。

十八、陽 痿

(一)概 述

陽痿是指青壯年男子陽事不舉或臨床舉而不堅，以致不能完成性交的一種病證。

陽痿可由器質性病變或精神心理因素造成。器質性病變引起陽痿，表現為陰莖任何時候不能勃起；精神心理因素引起的陽痿在性生活時不能勃起，但睡夢中可勃起。臨床的精神心理因素佔絕大多數，這類病變往往因強烈的情緒波動，腦力或體力活動過度，性交失敗的恐懼心理等，引起大腦皮層功能紊亂或脊髓中樞功能紊亂。偶然一時性陽痿可在正常性生活中出現，不能視為病態。

中國醫學認為，本病虛證佔多數，實證較為少見。虛者多由命門火衰，心脾受損，恐懼傷腎所致；實證多為濕熱下注，肝鬱不舒。

足部按摩治療本病效果較好，可補腎壯陽，疏肝理氣，調整陰陽，從而促進垂體——腎上腺——生殖腺激素分泌，增強性功能，達到治療目的。

(二)配　穴

腎上腺，腎，輸尿管，膀胱，腦垂體，心，脾，肝，前列腺，生殖腺，腹腔神經叢，腹股溝等反射區。

(三)操　作

雙腳取穴，每次每穴二～三分鐘，每天一次，一個月為一個療程。

在治療期間，醫者應向患者多做思想工作，消除病人緊張恐懼心理，鼓勵病人樹立戰勝疾病的信心，特別是夫妻之間要相互關懷體貼。生活要有規律，戒除煙酒，治療過程中應節制房事。

十九、眩　暈

(一)概　述

眩即眼花，暈即頭暈，兩者常同時出現，統稱「眩暈」。輕者閉目即止，嚴重者如坐車船，旋轉不定，不能站立，甚至伴有噁心，嘔吐，面色蒼白等證。

眩暈可由迷路，前庭蝸神經，腦幹，小腦病變及全身疾病引起，多見於腦動脈硬化，內耳性眩暈，高血壓，頸椎病，貧血，神經衰弱，腦震盪後遺症，某些腦部疾患等。

中國醫學認為，本病與肝、脾、腎三臟關係密切。本病虛證居多，多由肝陽上亢，氣血虧虛，腎精不足，痰濕中阻，淤血內阻引起。

足部按摩治療眩暈有一定效果，可平肝潛陽，引氣血下行，但須查明原因，積極治療原發病。

(二)配　穴

腎上腺，腎，輸尿管，膀胱，小腦•腦幹，腦垂體，頸項，血壓點，內耳迷路(平衡器官)，肝，脾，胃。

(三)操　作

以上諸穴，每天按摩一次，每次按摩三十分鐘，十天一個療程。

患者居住環境應安靜舒適，保證充足的睡眠，注意勞逸結合，發作時應臥床休息，閉目養神，少作或不作旋轉、彎腰等動作，以免加重病情。

患者應保持心情舒暢，情緒樂觀。飲食以清淡易消化為主，忌食煙、酒、辛辣之品，虛證眩暈應適當增加營養。

二十、遺　精

(一)概　述

遺精是指成年男子不因性生活而精液頻繁遺泄的病證。已婚男子不因性生活而排泄精液，每週超過一次以上；或未婚男子頻繁發生精液遺泄，每週超過二次以上者，伴有耳鳴，頭昏，神疲乏力，腰膝酸軟等症，持續一個月以上者，即可診斷為本病。有夢而遺者為夢遺，處於清醒狀態而精液滑出為滑精。

現代醫學認為，遺精多見於性神經官能症，所有由前列腺、尿道、精阜、睪丸、附睪、包皮等部位的急慢性炎症刺激均可引起，某些疾病如肺結核、神經衰弱等也可能引起本病。

中國醫學認為，本病的發生主要與心，肝，腎三臟密切相關，多由於房室不節，先天不足，勞心過度，所欲不遂等原因，導致腎失封藏所致。

足部按摩可清瀉濕熱，清心安神，補腎澀精，調節內分泌，調整性神經的興奮刺激，有效治療遺精。

(二)配　穴

腎上腺，腎，輸尿管，膀胱，腦垂體，甲狀腺，心，肝，陰莖，睪丸前列腺等反射區。

(三)操　作

常規按摩，每天一次，半個月為一療程，可配合中成藥金鎖固精丸吃。

患者宜排除雜念，清心寡慾，戒除手淫惡習。

另外，睡前可用溫水泡腳，夜晚進食不宜過飽，睡眠時側臥位，被褥不宜過厚。適當進行體育鍛鍊，忌食辛辣刺激食品，如煙、酒、咖啡等。對因肺結核、神經衰弱引起者，還應積極治療原發病。

二十一、痛風

(一)概述

痛風是由於嘌呤代謝紊亂引起的高尿酸血症，尿酸鹽沉積於軟組織、軟骨、關節腔、骨骶等而形成的疾病。本病分為原發性和繼發性兩種，多發生在中年以上患者，男性多於女性。急性期多見受累及周圍軟組織紅腫熱痛。

初發時，僅見於單關節，以下肢居多，百分之五十以上發生在跖拇關節，也可出現在跖趾、踝、膝、指、腕、肘等，大關節受累時，可有關節滲液，發作可自行中止。日久痛風石在關節軟骨沉積，關節僵硬畸形，後期可發生腎臟病變，出現痛風性腎病，急性腎功能衰竭或尿路結石。

本病屬中國醫學之痹證，認為由於飲食不節，嗜食肥甘厚膩，損傷脾胃，運化失司，釀濕生痰，阻滯經絡，氣血運行不暢，日久痰瘀阻滯關節經絡而成。

足部按摩可促進體內尿酸排泄，減少對關節軟組織的損傷，消炎止痛，起到治療的目的。

(二)配　穴

腎上腺，腎，輸尿管，膀胱，脾，胃，小腸，大腸各區，各淋巴結，甲狀旁腺，病變部位對應反射區。

(三)操　作

以上穴位常規操作，每次三十分鐘。急性期每天二次，症狀緩解後僅為每天一次。除足部按摩外，還可結合針灸，藥物治療。發病期間，應忌食富含嘌呤的食物，如動物內臟，骨髓，海產品，魚，蝦，肉類，豌豆，菠菜等，避免寒涼刺激，戒酒。

二十二、近　視

(一)概　述

在不使用調節器的情況下，五公尺外的平行光線在視網膜前聚集成焦點，而視網膜上的物像模糊不清，這一屈光狀態稱為近視眼。本病可分為軸性近視，屈光近視和假性近視；按近視程度又可分為輕度近視，中度近視和高度近視。

現代醫學認為本病與遺傳因素和後天用眼不當有關，其主要原因為眼軸前後徑過長，或眼屈光間質的屈光力增強，使進入眼內的平行光線在視網膜前成像；或因青少年兒童用目不善，調節太過，以致睫狀肌長期痙攣，導致晶狀體持續處於凸度增加的狀態，形成功能性近視（如稱假性近視）；若日久不治，可逐漸發展為軸性近視或屈光性近視。

中國醫學認為，本病係心陽衰弱，目中神光不得發越遠處；或肝腎兩虛，精血不足，目失所養，遂致神光衰微，光華不能及遠。

足部按摩有利於恢復視力，但恢復較慢，治療時間要長。

(二)配　穴

腎上腺，腎，輸尿管，膀胱，大腦，小腦•腦幹，肝，心，眼，頸，下身淋巴結等反射區。

(三)操　作

以上諸穴，每次操作三十分鐘，每天一次，三十天為一療程，一般連續治療三～四個療程。

患者平時應注意用眼衛生，保持良好的用眼衛生習慣，不要在太強或太弱的光線下看書，儘量不要長時間看書或看電視，閱讀或書寫四十五分鐘後，應閉眼休息或向遠處眺望十～十五分鐘，並可結合眼保健操。

二十三、落　枕

(一)概　述

落枕又名「失枕」，是頸部軟組織常見的損傷之一，其主要臨床特點是頸部強直，有牽拉樣疼痛，頸項活動明顯受限，動則疼痛加劇，並向肩背和上臂部擴散。輕者四～五天自癒，嚴重者遷延數週不癒。

本病多由睡眠時枕頭高低不適，姿勢不良等因素，致使頸部一側肌群長時間處於伸展牽拉狀態，在過度緊張狀態下發生的靜力性損傷。

中國醫學認為，本病多因身體虧虛，氣血偏衰，睡眠姿勢不良，或感受風寒諸邪，致使氣血凝滯，經筋攣縮，拘急作痛。

足部按摩可改善局部的血液循環，解除局部肌肉痙攣，促進炎性滲出物排出體外，起到活血化瘀，消腫止痛，舒筋活絡的作用。

(二)配　穴

腎上腺，腎，輸尿管，膀胱，頸椎，頸項，肩，斜方肌，甲狀腺，甲狀旁腺等反射區。

(三)操　作

急性期足部按摩每天二次，症狀緩解後每天一次，七天一個療程，可結合患者自己用手拿捏頸項部肌肉，以解除肌肉痙攣，並適當活動頸項部。

患者平時應注意不要伏案工作太久，注意睡覺姿勢，枕頭不宜過高、過低、過硬，局部應保暖，避免風寒刺激。病情痊癒，應積極鍛鍊頸項部，以防止再次落枕。

二十四、乳腺增生

(一)概　述

本病是乳腺間質的良性增生，是婦女的多發病之一，常見於三十～五十歲婦女。其臨床表現為單側或雙側乳房發生多個大小不等的腫塊，質韌實或囊性感，沒有明顯的邊界，適動度好，局部常有隱痛、脹痛或刺痛感，以月經來潮前明顯，經後減輕或消失，常伴情志鬱悶，心煩易怒，失眠多夢等症狀。

現代醫學對本病的發病機理尚不十分清楚，一般認為與精神和內分泌因素有關，特別是卵巢功能失調，如黃體酮分泌減少，雌激素分泌相對增高。

中國醫學認為，本病多由情志內傷，肝鬱痰凝，氣滯血瘀，積聚乳絡所致。足部按摩療法以疏肝解鬱，理氣化痰，活血化瘀，從而達到治療疾病的作用。

(二)配　穴

腎上腺，腎，輸尿管，膀胱，胸，肺，肝，胃，脾，胸部淋巴結，腦垂體，生殖腺等反射區。

(三)操　作

以上諸穴每穴按摩一～二分鐘，每天一次。經前一週每天二次，堅持治療。治療過程中，患者應心情舒暢，忌食辛辣刺激食物。養成低脂飲食，不吸煙，不喝酒，多活動等良好的生活習慣，防止疾病進一步發展為乳腺癌。

二十五、貧　血

(一)概　述

貧血是指外周循環血液中血紅蛋白濃度低於正常值下限的一種病理狀態。據國內調查資料表明，沿海和平原地區診斷貧血的血紅蛋白標準為：成人男性低於120 g／L，女性低於110 g／L，孕婦低於100 g／L。

引起貧血的原因很多，根據病因和發病機制可分為以下幾類：缺鐵性貧血，葉酸或維生素B_{12}缺乏引起的巨幼紅細胞性貧血，再生障礙性貧血，紅細胞破壞過多引起的貧血即溶血性貧血，以及各種失血性貧血等。早期引起指甲、口唇黏膜及瞼結膜蒼白，患者感到神疲乏力，頭暈，耳鳴，記憶力下降等症。

本病屬中國醫學「血虛」、「虛勞」範疇，與心、肝、脾、胃等關係最為密切，治療以益氣養血為主。

足部按摩透過刺激足部穴位，調整各臟腑的功能，增進食慾，改善血液循環，加強自身造血功能。

(二)配 穴

腎上腺，腎，輸尿管，膀胱，脾，胃，心，肝，小腸，大腸各反射區，脊柱各區等。

(三)操 作

足部按摩每天一次，每次操作四十五分鐘，一個月為一個療程。

足部按摩治療貧血只能作為綜合治療的一部分，關鍵是查明貧血的原因，積極治療原發病。此外，患者應注意飲食調養，多攝取高蛋白、含鐵豐富的食物，如各種豆製品、魚類、瘦肉、動物肝臟、動物血、菠菜等，不偏食，以補充造血物質。

二十六、類風濕性關節炎

(一)概　述

類風濕性關節炎是一種以關節病變為主的慢性全身免疫性疾病，發病以二十～四十五歲居多。本病起病緩慢，早期伴乏力，低熱，食慾差，體重減輕等前驅症狀；漸漸出現對稱性多關節炎，常出現雙手、腕、膝、肘、趾、踝、肩、髖等一處或幾處關節疼痛，僵硬，腫脹等；晚期關節組織被破壞而出現關節僵硬，畸型，如手向尺側偏斜等畸形。

現代醫學對本病的病因病理尚不十分明確。一般認為，細菌、病毒等為主要因素，而遺傳因素起重要作用，少數患者可能與性激素、寒冷、潮濕、創傷、營養不良、疲勞、精神因素等有關。

中國醫學認為，本病屬「痹證」、「曆節」範疇，其發生多由於外感風寒濕邪，阻滯經絡氣血，內由於脾氣虧損，痰濕內生，流注經絡，內外濕邪相互搏結，留注關節而成。

足部按摩可促進代謝產物的排泄，調整機體的免疫機能，達到消炎止痛的目的。在藥物治療和功能鍛鍊的基礎上，結合足部按摩，可較好控制病情的加重。

(二)配　穴

腎上腺，腎，輸尿管，膀胱，腦垂體，甲狀旁腺，下身淋巴結，脾，膝及有關對應反射區。

(三)操　作

足部按摩每天二次，一個月為一個療程，病情控制後可改為每天一次。

對本病的治療，應以藥物治療為主，再輔以足部按摩，可收到較好的效果。本病應做到早診斷，早治療，並結合適當功能鍛鍊，可控制病情發展。晚期出現僵硬畸形後，預後較差。

平時應注意保暖，避免寒濕刺激，可適當結合熱敷，不宜過度疲勞。

二十七、哮喘

(一)概述

哮喘是一種變態反應性疾病，其臨床特徵為發作性伴有哮鳴音的呼氣性呼吸困難，持續數分鐘至數小時或更長時間，可自行或經治療後緩解。發作前可有鼻癢、噴嚏、咳嗽、胸悶等症。典型發作時可見患者胸悶，兩目直視，雙手前撐，兩肩聳起，汗出，唇甲紫紺，喉中發出陣陣哮鳴音。

現代醫學認為本病的形成與遺傳過敏體質，接觸致敏源有關。其致敏源分為外源性的(如花粉、灰塵、真菌孢子、動物毛屑、魚、蝦、蟹等)和內源性的(如體內細菌和病毒感染的產物、寄生蟲等)，在誘因(如情緒激動、寒溫失調)刺激下，透過神經反射的作用，使迷走神經興奮性增高，導致支氣管平滑肌痙攣，黏膜充血，分泌物增加，廣泛小氣道狹窄，發生哮喘。

中國醫學認為，本病與肺、脾、腎關係密切，主要由於宿疾內伏於肺，復加外邪、情志、飲食、勞倦等因素，引起觸發，以致痰涎阻滯氣道，肺失肅降，氣道攣急而發病。

肺部按摩對哮喘主要作用是促進血液循環，擴張血管，促進代謝產物的排泄，增加機體的抵抗力，達到減少發作，減輕症狀的目的。

(二)配　穴

腎上腺，腎，輸尿管，膀胱，鼻，肺・支氣管，脾，胃，胸，食道・氣管，大腸各區，淋巴結各區。

(三)操　作

以上各穴每天一次，每次操作三十分鐘左右，在冬、春季每天按摩二次。

輕型哮喘效果較好，中型、重型哮喘應綜合治療，防止病情惡化。

患者應長期堅持鍛鍊，增強機體免疫力，預防感冒，戒除煙酒等不良刺激，遠離過敏源，以減少發作。

二十八、老年性骨質疏鬆

(一)概　述

老年性骨質疏鬆，又稱原發性骨質疏鬆，停經後骨質疏鬆，是老年較常見的一種代謝性骨病。臨床上有的患者無任何症狀，而以肢體某部骨折或脊柱壓縮性骨折而突然發病。有的長期慢性頸腰背酸痛無力，患者出現身體變短駝背等特徵。一般男性在五十五歲後，女性在停經期後，易發生本病。

現代醫學認為，本病主要由於性激素水平低下，骨骼合成性代謝刺激減少，以及老年人對鈣鹽和其他營養物吸收功能減退，不能維持代謝的正平衡。

中醫認為，由於腎精虧虛，肝腎不足，脾腎氣虛等因素，導致無以化精生髓，骨枯髓減，筋脈失榮，遂致本病。

足部按摩透過刺激有關反射區，能補益肝脾腎，達到益精填髓，強筋壯骨，從而促進人體對鈣鹽和其他營養物質的吸收，達到治療的目的。

（二）配　穴

腎，輸尿管，膀胱，甲狀旁腺，腦垂體，生殖腺，腎上腺，肝，脾，胃，脊柱各區。

（三）操　作

以上諸穴按摩三十分鐘左右，手法宜柔和，每天一次，三個月為一個療程。

此外，患者應注意飲食起居，適當鍛鍊、經常曬曬太陽，多食含鈣量的食物如牛奶，骨頭湯等。

二十九、中風後遺症

（一）概　述

中風即腦血管意外，指腦部血管或供應腦的頸部動脈的病變引起的腦局灶性血液循環障礙，包括腦溢血，腦血栓形成，腦栓塞，蛛網膜下腔出血等。這些病渡過危險期後，大都會留下不同程度的後遺症，如偏癱，口眼歪斜，語言障礙，吞咽困難，並伴有顏面麻木，手足麻木、沉重或手指震顫、疼痛等。

中醫認為，本病與心、肝、脾、腎等臟腑密切相關，其本在於肝腎陰虛，氣血衰少，在氣候驟變，房勞過度，情志相激，跌打損傷等誘因下，導致瘀血阻滯，氣血逆亂，上犯於腦。

足部按摩對中風後遺症的作用，在於透過刺激外周器官的反射區，促進機體的新陳代謝，增加肌力，改善癱瘓狀態，達到疏通經絡，調和氣血，促進功能恢復的目的。

(二)配　穴

腎上腺，腎，輸尿管，膀胱，大腦（頭部），小腦•腦幹，腦垂體，甲狀旁腺，脾，胃，肝，大腸各區，心臟，各淋巴結區，脊柱各區，肩，肘、膝、髖關節，血壓點，舌•口腔等反射區。

(三)操　作

常規操作，每次六十分鐘，每天一次，三個月為一個療程。本病恢復慢，治療週期相對較長，要堅持治療，才能收到良好的效果。

治療過程中，患者應保持情緒穩定，生活要有規律，忌煙、酒、辛辣刺激性食物和脂肪過多的食品。定時變更病人體位，保持患者清潔，防止發生褥瘡。可配合中藥、針灸、推拿、理療等康復手段治療，加強患肢的功能鍛鍊。

足部按摩在國外與國內的興起與發展

八世紀，日本從中國引進了「足心道」——「腳部穴位指壓法」以後，一直為日本醫學界和民間推廣運用，世代流傳，所以，日本是腳部按摩頗有成就的國家。柴田和通是個傑出的「足心道」專家，他從事一輩子的醫療活動和研究工作，他由研究中國的經絡學說，結合實踐中所得的經驗，研究出當今在日本流傳的「足心道」——《柴田操法》，《柴田觀趾法》。

另外，築波大學物理療法主任星虎，著有《足部指壓法》，對腳部穴位按摩法，起了繼承和推廣的作用。日本東京工業大學的平澤彌一郎教授，熱心提倡「腳部反射帶刺激療法」，是以研究「腳」聞名的醫學博士。在三四十年裏至少接觸過兩萬人的腳底，並在各地發表了多年來研究的論著，引起了各界的重視，「腳底博」的綽號由此眾所皆知。至於腳部反射區按摩的編著本，有五十嵐康彥的《腳底反射病理按摩》、《腳底按摩健康法》，青木廂裏女士的《腳底反射療法》，翻譯本有東京吉元醫院院長吉元昭治把西德瑪魯卡多女士的《足反射法》翻譯成日本文，對於腳部按摩的普及和推廣，起到了很大的作用。此外，手島升參考了歐美的反射區療法和東方醫學上經絡，經穴療法，加以比較檢驗，苦心研究，寫成《腳底刺激健康法》，將反射區、經穴、運動療法寫在一本書裏，一併介紹給廣大讀者。

關於腳部反射區按摩法的創始人——美國的威廉·菲特滋傑拉德博士，一八七二年出生於美國，一八九五年畢業於佛蒙大學醫學院，曾在巴黎、倫敦等地服務多年，最後又回到美國，在康乃狄克州的哈佛醫院擔任耳鼻科醫生，晚年定居紐約，自行開業，於一九四三年逝世於史丹佛。他承襲佈雷斯勃博士的理論，在維也納從事穴道和身體各器官的治療研究，在他的著作《區帶療法》一書中，記載著「利用腳部穴道治療疾病，在古代的印度和中國等地早已廣為流傳，但不知何時逐漸為人遺忘，這點可能與針灸治療法的興起有關，在不知不覺中逐漸取而代之。……」

一九一六年鮑爾博士將菲特滋傑拉德的區帶療法公諸於世，並命名為「區帶治療」，一年後《區帶治療法》一書出版，內容極廣，不論是牙科，婦科還是耳鼻喉科，皆有特殊的指壓療法。

二十世紀三〇年代國外醫學界開始對足部按摩展開研究。美國人古哈姆女士於一九三八年出版了《足的故事》一書。幾乎與古哈姆同時研究的有在中國教區工作的法籍瑞士人瑪薩佛雷特女士，獲得中國足部按摩的圖譜和密碼後，在此基礎上出版了《未來的健康》一書，引起了西方的震驚。

德國的瑪魯卡多女士，是古哈姆女士的學生，在《足的故事》一書的基礎上加以發展完善，於一九七五年寫成了《足反射療法》一書。她在足骨的構造上，將人體的各組織、臟器、器官與解剖學相配合，將足的相配部分稱為反射區，這些反射區合起來就成了足反射區的反射圖。

瑞士海迪護士曾在中國傳教區工作，回國後完成了腳部反射區病理按摩法的著作，她的丈夫在瑞士創辦了一所很大的健身中心，用腳底反射區病理按摩法幫助成千上萬的人們恢復健康，故腳部按摩的治療保健，在瑞士已經非常普遍。

吳若石神父是臺灣瑞士籍的傳教士，兩膝患關節炎，經過多次醫治無效。薛弘道修士把德文本《腳部反射區病理按摩法》介紹給吳神父看。吳神父按法治療三次，膝關節就好了。於是引起了他強烈的興趣，每天晚上仔細閱讀，並在自己腳上試驗，兩個月後，開始替別人試治，收效頗佳，於是腳部按摩法逐漸傳開。當吳神父到歐洲度假，發現這個治療方法在瑞士很普遍，於是參加了一個訓練班，並且得到了畢業證書。回到臺灣後，設計了適合中國人適用的健康踏板，並把腳部反射區病理按摩法請李百齡女士由德文譯成中文，注名為《病理按摩法》，在臺灣流傳。

由於腳部按摩法的療效顯著，吳神父的大力提倡，《病理按摩法》的發行，健身踏板的銷售，終於在一九八〇年在臺灣引起了「吳若石神父病理按摩法」的大震撼。一個僑居國外的醫學瑰寶，又回歸台灣，為台灣人民的健康事業服務。

吳若石神父推廣腳部按摩法，不遺餘力在臺灣組織學習，培訓了不少從事按摩的健康輔導員。一九八二年四月委託陳茂雄、陳茂松兄弟二人成立了「國際若石健康研究會」。繼續致力於腳部反射健康理論的研究工作，把病理按摩法上所定的五十六個反射區發展為六十二個，並探討原理，匯通中西，發展一套比「病理按摩法」更進步的「若石健康法」。

由於國際若石健康研究會除作理論研究外，另對腳部按摩大力宣傳，故贏得了世界各地三十八個國家和地區的腳部愛好者參與，並成立了分會。一九八八年在臺灣，一九九〇年在日本東京，結集專家學者，舉行了兩次按摩學術研討的世界大會。

健康足療法包括足部診斷、足部保健、足部治療三部分。它是集推拿學、經絡學、全息學以及反射作用等為一體的保健療法。它簡便易學、效果顯著、無副作用。

我國最早的足部按摩起源於遠古時代的保健舞蹈，足道文化在中國有著悠久的歷史淵源。古代醫學論著《素女真經》中就有「觀趾法」的記述，而《黃帝內經》

中介紹的人體足部腧穴就有三十八個，漢代神醫華佗在研創《五禽戲》時也指出五禽戲的功效在於「除疾兼利蹄足，逐客邪於關節」，並在《華佗秘笈》中稱此法為「足心道」。隋唐高僧智凱的《磨河趾觀》中也談到「意守足」的觀點。

隨著改革開放政策實施，腳部按摩法也就重新回到了中國大陸，許多醫務人員也日益重視和採用這一療法，並組織學習，舉辦培訓班，學習講座，積極推廣。實踐證明，腳部按摩法簡便、易行、安全、經濟、有效，一九八二年由中國人創立了足部按摩的專業機構「國際若石健康研究會」，每兩年召開一次世界大會。它的宗旨是：研究發展、教育推廣、服務社會。

世界衛生組織執委會委員溫貝爾格女士於一九九〇年七月對臺灣瑞士籍的傳教士吳若石神父研創的若石健康法給予了充分的肯定，並指出：

(1)若石健康法的努力方向與世界衛生組織對健康的廣義的概念是完全一致的；

(2)每一個人都應對自己的健康負起責任來；

(3)應透過合作研究，將傳統醫學與現代醫學更密切地結合起來。

一九九〇年十二月二十四日國家衛生部指出，足部反射區健康法是一種簡便易學、效果顯著、無副作用的防病治病自我保健方法，尤其是對中老年人的自我保健更有其現實作用。

一九九〇年以後若石健康法、足部反射區健康法、足部健康法……等在國內得到大面積推廣普及，受益者甚多，足部按摩技術趨向成熟。

一九九七年由中國醫療保健國際交流促進會若石健康研究會組織起草了《足部按摩師國家職業標準》。

一九九九年一月該標準經各方面教授專家的審定後認可，可以作為獨立工種，並通過國家鑒定。一九九九年五月國家勞動和社會保障部將足部按摩師納入了《中華人民共和國職業分類大典》，成為中國政府承認的一個職業，該標準填補了我國職業分類的一項空白，標準的實施將使足部按摩事業規範健康地發展。

足部與人體的健康關係密切。有人說足是「第二心臟」，的確有一定道理。人體各組織器官相對應的反射區，足部的每一個反射區都與其相同名的器官有相似的生物學特性。器官有病變，在反射區可有所表現，根據反射區變化可以判斷相應器官的病痛。此外推拿相應器官的反射區，也可起到治療作用。通過按摩反射區後，足部的溫度會升高，血液流速加快，同時足部的沉積物被按摩的能量所「溶解」。當它會隨著血液循環的加快重新參加體循環，由泌尿系統和其他途徑排泄出體外。

我們全面按摩足療反射區三～五天後，就會發現排出的尿液非常混濁且氣味很濃，這時人會感到十分輕鬆，精力充沛。所以足部反射區的按摩可以改善血液循環，減輕心臟負擔，促使新陳代謝功能的提高。

常言說「千里之行，始於足下」、「鶴髮童顏，步履輕健」。這些話無不說明了足部健康的重要，早在《黃帝內經》中就論述了足部保健養生的理論原則。千百年前，我們的祖先就使用足部按摩的方法來達到治病和保健的目的。足部按摩是對足部表面施加壓力使它影響全身，調節身體各器官的功能。

足部與全身臟腑經絡關係密切，承擔身體全部重量，故有人稱足是人類的「第二心臟」。有人觀察到足與整體的關係類似一個胎兒平臥在足掌面。頭部向著足跟，臀部朝著足趾，臟腑即分佈在跖面中部。

根據以上原理和規律，刺激足穴可以調整人體全身功能，治療臟腑病變。人體解剖學也表明腳上的血管和神經比其他部位多，無數的神經末梢與頭、手、身體內部各組織器官有著特殊的聯繫。所以，單純對足部加以手法按摩，就能治療許多疾病。足部反射區療法集診病、治療、舒心，健身為一體。

腳是人體經絡循環中不可分割的重要部分，全身有四分之一的骨骼就長在腳上，而每雙腳含有千個末梢神經。人體各部位的器官，都能在腳底找到一個固定的反射區。有趣的是，在左右腳底把各反射區的器官畫出來，恰巧是一個縮小的人形。中國的傳統醫學理念認為：我們身體，包括大腦，都是一條能量管道連接到我們腳上的觸發點上，因此，當雙腳疲累時，我們的身體和心情也會跟著疲累。

足部按摩治療是一種非藥物療法。是透過對足部各個反射區的刺激使體內的生理機能得到調整（調和臟腑，平衡陰陽），達到提高自身免疫系統的功能（調節神經反射，改善血液循環，調整內分泌，通經活絡，扶正祛邪），從而達到防病，治病，起到保健的作用，強身的目的。

足療起源於古代，發展於近代，盛行於現代。足療是中醫的寶貴遺產，最古老的中醫經典，古人類在地上赤足跳舞後足底部發熱、發脹、舒服，既解除疲勞，又振奮精神，還能緩解病痛。《黃帝內經》中就有湧泉穴的記載，它與人體保健密切相關。《史記》中有上古黃帝時代名醫摸腳治病的記錄。古埃及也有按摩足部的記載，東漢華佗的《五禽戲》中也很重視足部導引術。此術在日本至今不衰。

二千年前釋加人留下了佛都的「佛足石」，在這個足印上就有人體與足部相關聯的圖，瑜伽術就保留和發展了腳部按摩的養生特點。足療在當今社會非常盛行，在全國各地深受歡迎。這個古老而又年輕的保健方法使處於亞健康狀態下的人們感受神奇的魅力。

一九九〇年四月十八日，北京、廣州、海門、大連、哈爾濱和香港等地，重視腳部按摩的專家、代表雲集首都，召開了全國性腳部按摩研究會的籌備會。可以預見，這一奇妙的腳部反射區按摩法，在各級領導的支持下，必然在中國的土地上，普遍生根發芽，茁壯成長，為民造福。這一源於中華既古老又年輕的強身健體法正風靡於世界各國。

主要參考文獻

1. 王雲凱・中華推拿大成・石家莊：河北科學技術出版社，一九九五
2. 高溥超・指壓腧穴瘦身法・廣州：廣東世界圖書出版有限公司，二〇〇二
3. 溫進之・減肥妙法・武漢：華中理工大學出版社，一九九一
4. 逸夫・健美與美容按摩・北京：中國計量出版社，二〇〇二
5. 高慧、王淑傑・今日美容・北京：新時代出版社，二〇〇一

6. 褚蘭、朱人、金明·足療治百病·上海：上海中醫藥大學出版，一九九九
7. 盧先·房室保健按摩精要·北京：中國醫藥科技出版，一九九三
8. 姚春海、宋志軍·皮膚瘙癢防治·北京：金盾出版社，二〇〇二
9. 王友仁·家庭按摩與保健·北京：華文出版社，一九九九
10. 吳奇·穴位推拿按摩大全·呼和浩特：內蒙古科學技術出版社，二〇〇三
11. 張麗芳·實用美容大全·北京：華文出版社，一九九七
12. 王富春、宋柏林·美容保健按摩圖解·北京：人民衛生出版社，二〇〇〇
13. 賀振泉·減肥塑身新法·廣州：廣東經濟出版社，二〇〇〇
14. 林乾良、劉正才·養生壽老集·第二版·上海：上海科學技術出版社，一九八二
15. 余茂基·經絡療法與美容·上海：上海中醫藥大學出版社，二〇〇一
16. 柴文舉·實用美容按摩術·北京：海洋出版社，一九九四
17. 李清亞等·美容保健·北京：金盾出版社，二〇〇二

傳統民俗療法 系列叢書

1 神奇刀療法
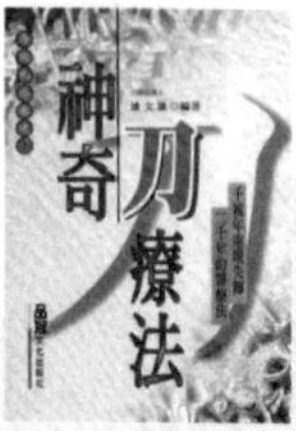
定價200元

2 神奇拍打療法
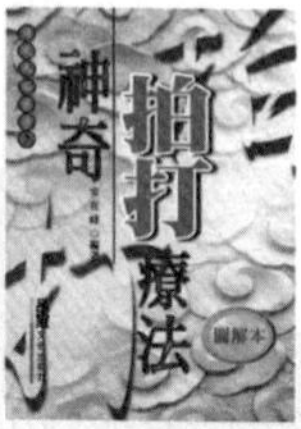
定價200元

3 神奇拔罐療法
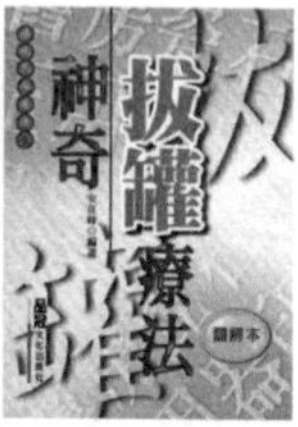
定價200元

4 神奇艾灸療法
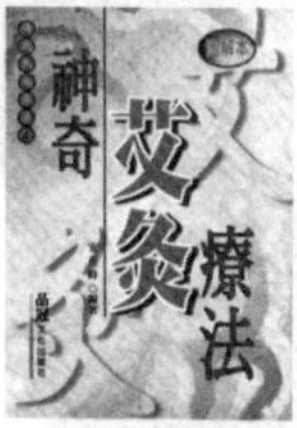
定價200元

5 神奇貼敷療法
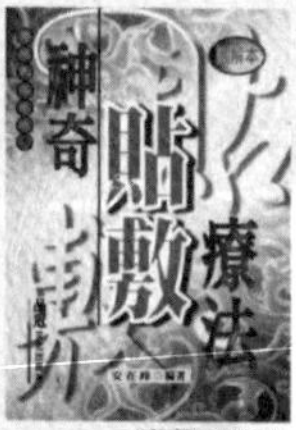
定價200元

6 神奇薰洗療法
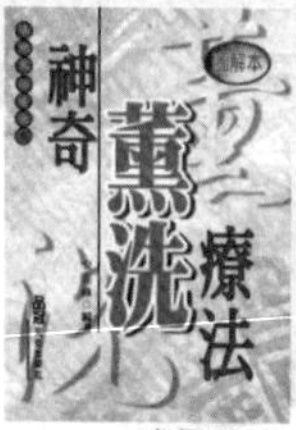
定價200元

7 神奇耳穴療法
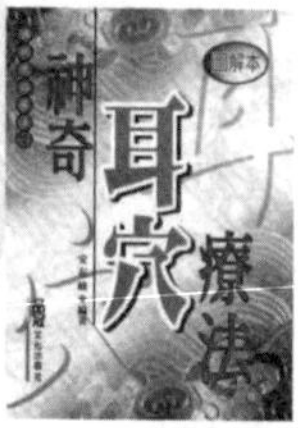
定價200元

8 神奇指針療法
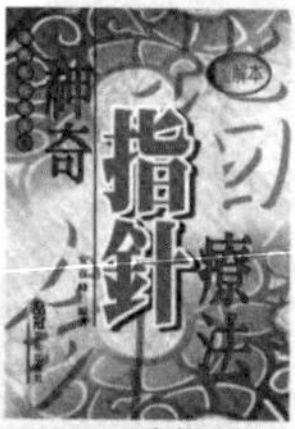
定價200元

9 神奇藥酒療法
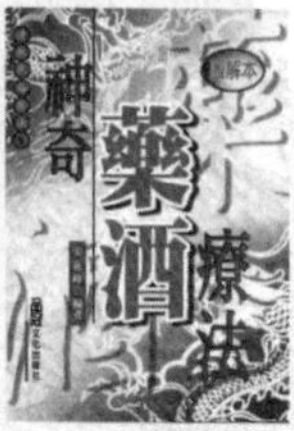
定價200元

10 神奇藥茶療法
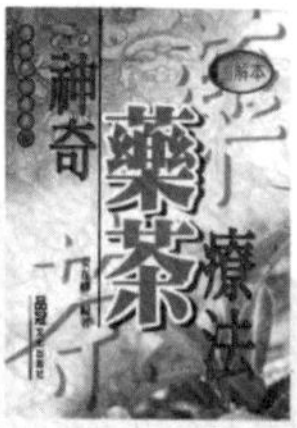
定價200元

11 神奇推拿療法
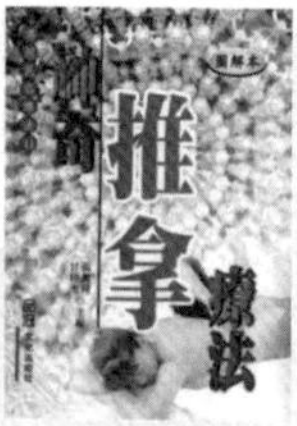
定價200元

12 神奇止痛療法
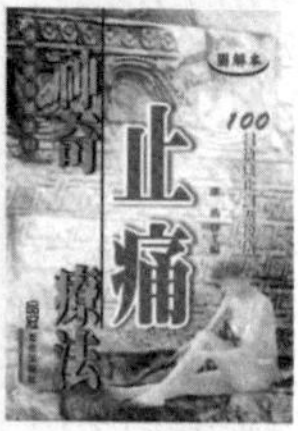
定價200元

14 神奇新穴療法
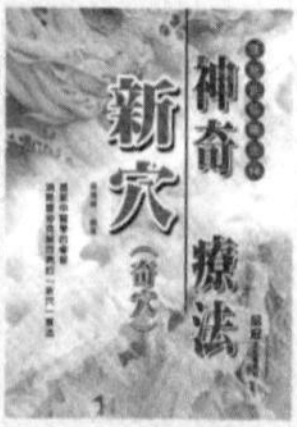
定價200元

13 神奇天然藥食物療法
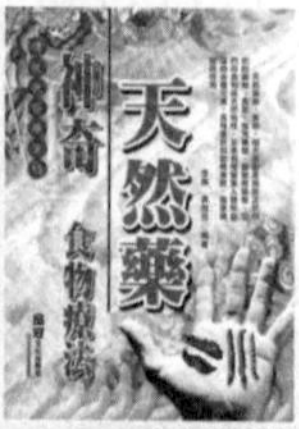
定價200元

品冠文化出版社

國家圖書館出版品預行編目資料

足部保健按摩術／聞慶漢　主編
——初版，——臺北市，品冠文化，2006〔民 95〕
面；21 公分，——（休閒保健叢書；3）
ISBN 978－957－468－493－9（平裝）
1. 按摩　2. 經穴
413.92　95016350

足部保健按摩術

ISBN 13 碼：978－957－468－493－9
10 碼：957－468－493－8

主　　編／聞　慶　漢
責任編輯／李　荷　君　陳　智　勇
發 行 人／蔡　孟　甫
出 版 者／品冠文化出版社
社　　址／台北市北投區（石牌）致遠一路 2 段 12 巷 1 號
電　　話／（02）28233123・28236031・28236033
傳　　眞／（02）28272069
郵政劃撥／19346241
網　　址／www.dah-jaan.com.tw
E－mail／service@dah-jaan.com.tw
承 印 者／高星印刷品行
裝　　訂／建鑫印刷裝訂有限公司
排 版 者／弘益電腦排版有限公司
授 權 者／湖北科學技術出版社
初版 1 刷／2006 年（民 95 年）11 月

定　價／200 元

一億人閱讀的暢銷書！

4 ～ 26 集　定價300元　特價230元

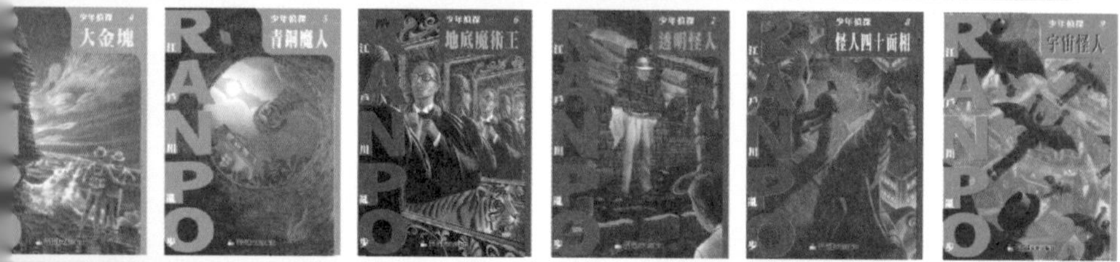

4.大金塊　5.青銅魔人　6.地底魔術王　7.透明怪人　8.怪人四十面相　9.宇宙怪人

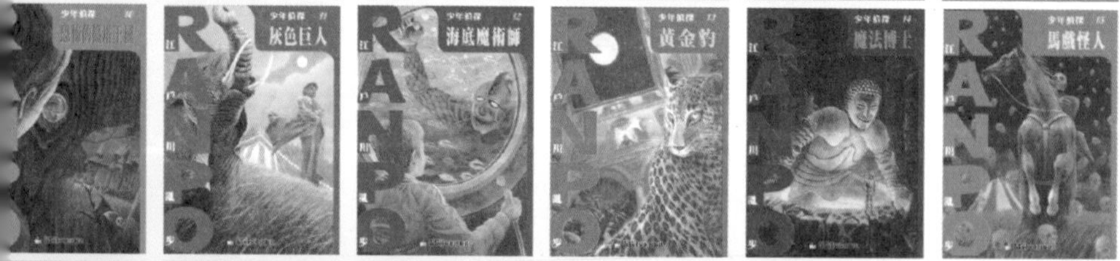

恐怖的鐵塔王國　11.灰色巨人　12.海底魔術師　13.黃金豹　14.魔法博士　15.馬戲怪人

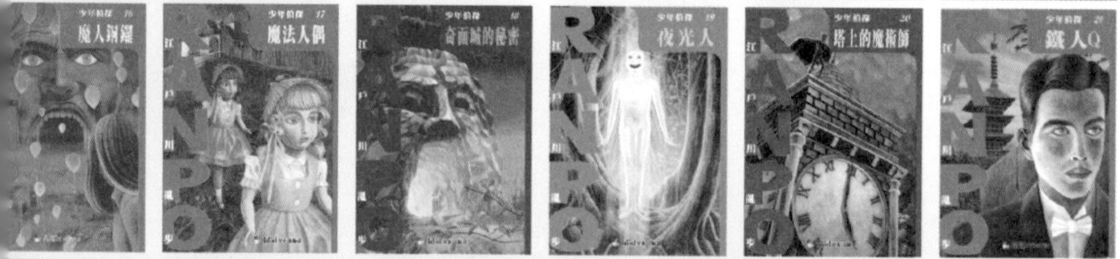

.魔人銅鑼　17.魔法人偶　18.奇面城的秘密　19.夜光人　20.塔上的魔術師　21.鐵人Q

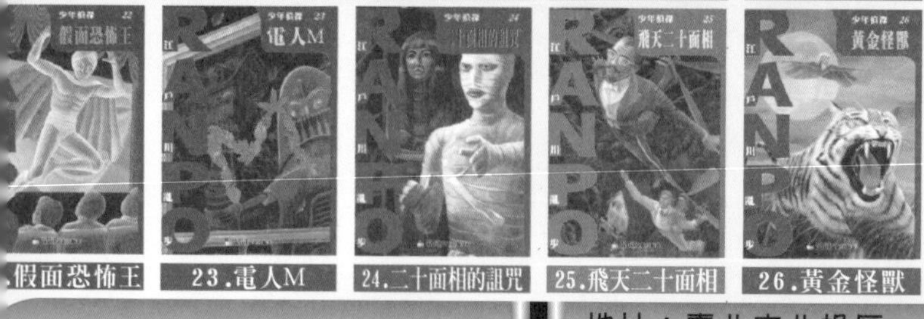

.假面恐怖王　23.電人M　24.二十面相的詛咒　25.飛天二十面相　26.黃金怪獸

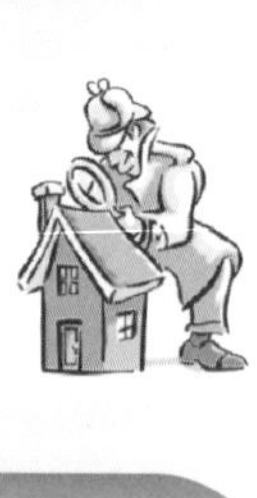

品冠文化出版社

地址：臺北市北投區
致遠一路二段十二巷一號
電話：〈02〉28233123
郵政劃撥：19346241